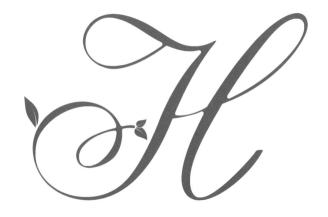

당당하고 품격 있게 나이 들고픈 어른들을 위한

건강혁명

한의학 박사 김소형 지음

BM 성안북스

"5학년 3반 한의학 박사 김소형 원장입니다"

"김 원장님도 아픈 곳이 있나요?"

오십의 문턱을 넘어서면서 몸 이곳저곳이 삐거덕거리는 내 모습을 목격하고 의외로 놀라는 환자가 많다. '한의사'란 직업과 '미스코리아'란 경력이 사람들의 머릿속에서 화학작용을 일으켜 내가 세월을 거슬러 방부제 건강을 유지할 거란 오해를 부른 모양이다.

나 역시 아픈 줄도 모르고 반평생을 쉼 없이 달려왔다. 하지만

언제부턴가 조금씩 몸이 삐거덕대기 시작한 것 같다. 얼마 전 남편이 더 나이 들기 전에 타보라고 땅에 붙어 다니는 차체 낮은 스포츠카를 선물해주었다. 출근길에 타고 다니면 한결 젊고 액티브해 보일 것 같아 호기롭게 스포츠카에 몸을 실었다. 하지만 막상 매일 아침 이 낮은 차에 타는 것 자체가 솔직히 고생스럽다. 불어난 몸을 구겨 넣는 것부터, 삐끗하는 허리에, 오랫동안 괴롭혀온 오십견 앓는 양팔을 핸들 위로 힘겹게 뻗어 올리는 일까지 그야말로 한숨의 연속이다. 결국 딸의 예쁜 경차와 바꿔 타자 했더니 딸아이는 "이게 웬 개꿀" 한다. 건강을 자신하며 내 몸 돌아볼 여유도 없이 바삐 살아온 나 자신이 안쓰러워짐과 동시에 건강에 대한 고민을 안고 진료실을 찾는 환자들이 곧 나요, 내가 곧 그들인 것처럼 함께 울고 웃는 요즘이다.

백 살까지 가는 타고난 건강 체질이란 없다

40~50대를 이르는 '중년기'는 팔팔한 노년과 골골한 노후를 가르는 결정적 시기다. 중년의 몸은 무너져도 비교적 빠르게 회복

되는 청춘의 몸이나 넘어지면 다시 일어서기 힘든 노년의 몸과는 분명 다르다. 신체 호르몬의 변화와 자연스러운 노화에 잘못된 생활 습관의 누적 등이 겹치며 몸이 일대 전환기를 맞이하는 시기로 각별한 관리가 절실하다.

수십 년을 열심히 써먹은 중년의 몸은 어찌 보면 아픈 것이 당연하다. 하지만 '나이 들면 원래 다 아픈 거지.' 하고 대수롭지 않게 여기거나 눈에 보이는 건강에 취해 중년의 몸이 보내는 건강 이상 신호를 놓치는 순간 무서운 질병이 엄습한다. 건강해 보이던 사람이 하루아침에 돌연사하거나 치매와 암 같은 끔찍한 중병에 걸리는 것이 바로 이 때문이다.

한의학에서 볼 때 오장육부와 피부, 근골격은 한옥의 구들장처럼 모두 유기적으로 연결되어 있어 근본적인 원인 탐색 없이 단순히 아픈 증상만 쫓는 표적 치료에 익숙해지다 보면 살아가는 내내 각종 질병에 시달릴 가능성이 크다. 이 때문에 내 몸 중 막히거나 탈 난 곳은 없는지 유심히 살피고 단단히 보수해야 온기 가득한 온돌처럼 인생 후반전의 건강을 화려하게 지필 수 있다.

365 건강 혁명, 오늘부터 시작하자

시간을 되돌릴 수만 있다면 얼마나 좋을까? 요즘 파킨슨병을 앓는 친정어머니를 돌볼 때면 좀 더 빨리 어머니의 건강을 챙겨드리지 못했다는 죄책감에 가슴을 치곤 한다. 작고하신 친정아버지와 나까지 명색이 집안에 2명의 한의사를 둔 데다 타고난 체질에 늘 건강을 자신하며 평생 가족을 챙기느라 정작 자신은 뒷전인 어머니였다. 이렇듯 건강은 자만하는 순간 여지없이 무너지고 만다.

그래서 오늘도 나는 다짐한다. 아픈 몸으로 자식에게 무거운 짐을 지우는 불행 없이 유쾌한 노년을 영위하기 위해 중년이 된 나의 몸을 끊임없이 살피고 제대로 보하는 일상 속 건강 혁명을 게을리하지 않을 것이다. 내가 유튜브 건강 채널을 운영하며 중년기에 꼭 알아야 할 건강 정보를 나누는 것도 이러한 노력의 일환이다.

《건강 혁명》은 바로 나의 365일 건강 혁명 일기이자 환자들의 질병 극복 수기요, 중년 친구들의 건강 체험담이다. 이 책은 유튜브에 개설된 개인 방송 채널인 '김소형 채널H'와 입체적으로 함께

전개된다. 본서는 김소형 채널H의 700여 가지 영상 중 모두 중요하지만 그중 가장 조심해야 할 건강관리에 필요한 내용을 선별해 체계적으로 엮은 책이다.

Session 1 '건강 시그널 : 몸이 보내는 위험 징후'는 건강 혁명 워밍업 단계로 내 몸과 친해지는 시간이다. 팔이 아파 병원에 갔다가 간암을 진단받거나 우울증과 불면증의 원인이 장내 독소로 판명 나는 경우도 있다. 증상 자체에 대한 몰두를 넘어 건강에 대한 통합적 성찰이 필요한 이유다. 따라서 몸 상태를 다각도에서 부단히 살펴봄과 동시에 심각한 질환이 보내는 위험 시그널에 주목하다 보면 자신의 건강 상태를 객관적으로 이해하는 데 도움이 될 것이다.

Session 2 '건강 10적과 비책10 : 일상 속 혁명의 시간'에서는 지난 30여 년간 한의사로서 통합(Holistic), 본초(Herbal), 치유(Healing)를 실천해온 모던 한방 노하우를 녹여냈다. 몸이 보내는 다양한 건강 시그널 중에서도 행복한 노년을 위해 반드시 물리쳐야 할 건강 10적에 대한 이야기다. 10적이 나타나는 원인을 짚어 보고 이를 떨쳐내기 위한 식이 및 운동, 경락 요법 등 생활 속 건

강 비책10을 고루 담았다. 매일 꾸준히 실천하다 보면 어느새 건강을 회복하고 질병과 멀어진 건강한 컨디션을 유지하는 자신과 마주하게 될 것이다.

Session 3 '김소형 박사의 예방과 치유의 음식 : 황금비율 레시피 [통합 본초 요법]'에서는 유튜브 건강 채널에서 꾸준히 사랑받고 있는 화제의 건강 레시피를 담았다. 레시피만 분리해 보관할 수 있도록 별도로 제본했다. 일상생활에서 쉽게 구할 수 있는 식재료로 건강을 맛깔나게 챙길 수 있으니 이보다 반가운 보약이 없을 것이다.

나의 건강은 나만이 바꿀 수 있다. 매일 실천하는 생활 습관의 작은 변화가 모여 뜻밖의 놀라운 혁명을 낳는 것이다.

친구들이여, 오늘부터 생활 속 건강 비책을 실천하는 혁명의 시간에 동참해 존엄한 노년을 향해 거침없이 걸어가보자.

한의학 박사 김소형

CONTENTS

Session 1

건강 시그널! : 몸이 보내는 위험 징후 15

다양하게, 부단히 의심하라!

―통합 본초 요법―

김소형 박사의 예방과 치유의 음식
황금비율 레시피 36

1

Session

건강 시그널!
: 몸이 보내는 위험 징후

오장육부와 피부, 근골격은
모두 유기적으로 연관되어 있어
하나의 질병을 온전히 치료하려면
몸 전체를 두루 살펴야 한다.

건강한 백 세를 누리기 위해
결코 간과해서는 안 되는
몸이 보내는 건강 적신호!

다양하게, 부단히 의심하라!

몸을 살피면 건강이 보인다

몸을 살피면 건강이 보인다

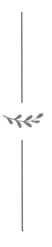

'맥박'이 알려주는 나의 수명

신기하게도 포유동물은 모두 평생 심장이 뛰는 횟수가 거의 같다는 주장이 있다. 학자마다 횟수에 차이는 있지만 평균 심장 박동 수를 15억~23억 회로 본다. 햄스터도 15억 회, 코끼리도 15억 회, 인간도 15억 회라는 것이다. 가령 쥐의 심장은 3년간 15억 번 뛰고 코끼리도 75년간 15억 회 뛴다는 것인데, 이는 다시 말해 쥐는 맥박이 분당 500번 넘게 뛰고 코끼리는 분당 30회만 뛴다는

뜻이다. 따라서 사람 또한 심장이 천천히 움직일수록 수명이 길어진다는 의미다.

물론 모든 사람이 똑같이 심장박동 15억 회를 채우면 생이 끝난다는 말은 절대 아니다. 건강한 성인의 맥박은 분당 평균 60~80회 정도 뛴다. 그런데 맥박이 평생 15억 회가 아니라 23억 회 뛴다고 해도 분당 심장박동 수가 60회면 73년, 70번이면 62년이 조금 넘고 80회면 55년 가까이밖에 살지 못한다. 게다가 맥박은 자율신경에 의해 증가하고 감소할 수 있기 때문에 맥박이 빨라지면 자율신경의 균형이 깨져 리스크가 생길 수 있다는 연관성 정도는 찾을 수 있을 것이다.

맥박 수와 수명에 관련된 여러 연구 결과가 있다. 혈압이 정상이더라도 심장박동이 1분간 70회 이상인 사람은 그렇지 않은 사람보다 심장병에 의한 사망 위험성이 2배로 높아진다는 일본의 연구 결과와 맥박 수가 감소하면 다른 질병에 의한 사망률이 줄어든다는 이탈리아의 연구 결과가 보고된 바 있다.

그렇다면 내 맥박은 얼마나 빨리 뛰고 있을까? 먼저 의자에 앉거나 바닥에 누워 안정을 취한 후 검지와 중지, 약지로 반대쪽 지점을 찾는다. 그대로 손목을 바닥이나 무릎 위에 편하게 내려놓

고 10초 동안 맥박이 몇 번이나 뛰는지 체크한 후 10번이면 6을 곱해 1분에 60회 정도, 15번이면 90회, 17번이면 102회라고 보면 된다. 보통 심장은 1분에 60~100회 정도로 규칙적으로 뛴다. 그런데 휴식 상태에서 심박 수가 1분에 100회 이상인 사람은 심장 질환이 올 확률이 78% 더 높다는 연구 결과가 있다. 안정기의 심박 수가 너무 높으면 몸이 안 좋거나 크게 스트레스를 받고 있다는 신호일 수 있다. 10초간 잰 맥박이 10회 내외가 가장 좋고, 17회 이상이라면 너무 빠르다.

심장이 너무 빨리 뛰어서 걱정스럽다면 걷기나 달리기, 자전거 타기 등 규칙적인 유산소운동을 권한다. 유산소운동을 일주일에 150분 정도 꾸준히 하면서 주 2~3회 근력 운동이나 요가 및 스트레칭까지 병행하면 금상첨화다.

방광이 꽉 찰 때까지 참았다가 소변을 보는 경우도 1분에 최대 9회까지 심박 수를 올릴 수 있기 때문에 귀찮더라도 참지 말고 화장실에 자주 가는 것이 좋다. 꽉 찬 방광은 혈관을 수축시키고 심장박동 수를 높이는 교감신경을 자극해 맥박을 빠르게 하기 때문이다.

수면 시 너무 시끄러운 소음 또한 심박을 1분에 최대 13회 이

상 증가시킬 수 있으므로 잘 때는 소리 나는 물건을 치우고 충분히 숙면을 취하는 것이 좋다.

커피를 마시면 심장이 두근거리는 사람이 있을 만큼 카페인이 함유된 식품 역시 심박 수를 올릴 수 있다. 맥박이 빠른 사람은 커피나 차 대신 카페인이 없는 음료를 가까이하는 게 건강에 이롭다.

금연과 금주 또한 효과가 확실한 방법이다. 담배의 니코틴이 혈관을 수축시키고 심장 근육과 맥관 구조에 손상을 입히기 때문에 담배를 끊으면 혈압과 혈액순환이 개선된다. 알코올 섭취 역시 심박 수 증가 및 평균 심박 수 상승과 깊은 관련이 있는 터라 음주량을 줄이면 안정 시 심박 수를 확실히 낮출 수 있다.

마지막으로 인생을 천천히 즐기면 맥박도 자연스레 천천히 뛴다. 어려운 상황에서도 스트레스를 받거나 긴장하고 서두르는 대신 삶의 순간순간을 즐기는 사람이 진짜 건강 고수란 얘기다.

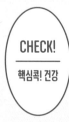

건강한 맥박 수 ──────────────

적정 맥박 수는 10초간 10회 내외, 17회 이상 주의 요망!

맥박을 느리게 뛰게 하는 방법 ──────────

규칙적인 유산소운동 + 주 2~3회 근력 운동 및 스트레칭

소변 참지 않기

소음 없는 수면 환경 조성하기

카페인 섭취 줄이기

금연과 절주

'대소변'으로 건강 읽기

조선 시대 왕의 건강을 살피는 어의가 하루도 빠짐없이 행하는 것이 있었다. 바로 왕의 대변, 매화를 맛보는 일이다. 내부 장기를 살피는 검사기가 전혀 없던 그 시절에 매일 왕이 배설한 대변으로 건강을 체크하고, 이를 바탕으로 수라상의 요리 재료를 조절하는 등 식단까지 관리하는 지혜를 발휘한 것이다.

음식물을 섭취하면 최대한 잘게 부수고 우리 몸에 필요한 영양소는 흡수하고 남은 찌꺼기를 몸에서 나오는 노폐물과 이물질, 유해 세균과 섞어 배출하는 소화 과정을 거친다. 그 최종 결과물이 바로 대변이다. 보통 음식을 섭취하면 남성의 몸에서는 50시간, 여성의 몸에서는 57시간 뒤 변으로 배출되는데, 대변은 70~80%가 수분이며 장에서 흡수되고 남은 찌꺼기와 장내 세균으로 구성된다. 그 때문에 대변은 적어도 어제오늘 장 건강 상태를 체크할 수 있는 고성능 모니터라고 할 수 있다. 다시 말해 대변의 색과 굵기, 질감과 냄새만 잘 살펴도 건강 상태를 읽을 수 있다.

그렇다면 건강한 대변은 어떤 형태일까? 건강한 변의 굵기와 점도는 개인차가 있지만 대략 지름 2cm, 길이 12~15cm 정도의

바나나 모양을 띤다. 일반적으로 성인의 대변에는 약 200ml의 수분이 포함돼 있는데, 음식이나 약물, 스트레스로 수분이 적어지면 딱딱한 변, 많아지면 무른 변을 본다. 또 건강한 대변은 황색에서 갈색 정도의 색을 띤다. 변이 황색 톤을 띠는 이유는 소화액의 일종인 담즙 색소 빌리루빈 때문인데, 탄수화물이 많은 음식을 먹으면 황색에 가깝고, 단백질 식품을 많이 먹으면 갈색, 녹색 채소를 많이 섭취하면 녹색에 가까워진다. 장내 미생물에 의해 결정되는 대변의 냄새 또한 잘 살펴야 한다. 장내 유익균이 우세하면 구수한 냄새가 나지만 유해균이 증식하면 유해 물질을 만들어내면서 독한 냄새를 풍긴다.

그렇다면 반드시 주의 깊게 살펴봐야 할 대변의 이상 신호는 무엇일까?

첫 번째가 바로 녹색 변이다. 초록색 담즙이 제대로 분해되지 않고 대장으로 내려가면 담즙이 그대로 배설되어 녹색 변을 보게 된다. 특히 설사를 심하게 하는 사람의 경우 녹색 변을 많이 보는데, 설사는 장속 물질을 빨리 배출하기 위한 몸의 반응으로 그만큼 대장을 통과하는 시간이 짧다는 것을 의미한다. 그 때문에 복부팽만과 함께 점액질이 많이 섞인 묽은 녹색 변을 본다면 과민

성대장증후군이나 염증성 장 질환 등을 의심해볼 수 있다.

반대로 담즙이 변에 제대로 섞이지 않은 흰색이나 회색 변을 본다면 담도 폐쇄나 담낭염, 담석 등을 의심해봐야 한다. 간에서 분비된 담즙이 장으로 이동하는 통로인 쓸개관이 막히거나 좁아져 담즙이 제대로 나오지 않기 때문에 흰색 또는 회색 변을 본다. 특히 담도가 막히면 황달이 동반되는데, 이런 경우는 지체 없이 병원에 가서 건강 상태를 확인해야 한다. 이 밖에도 췌장에 염증이 있어 지방을 분해하는 능력이 떨어질 때도 소화하지 못한 기름 성분 때문에 변이 흰색에 가까워진다.

피가 섞여 나오는 붉은 변 또한 유심히 살펴봐야 한다. 이러한 혈변은 대장이나 직장같이 변을 배설하는 아래쪽 소화기관에서 발생한 출혈이 원인인 경우가 많다. 대변에 피가 섞이자마자 바로 배출되면서 붉은색을 띠게 되는 것이다. 붉은 변을 봤다면 궤양성 대장염이나 치질, 대장암 등 대장이나 직장 쪽의 이상을 의심해봐야 한다.

변을 배출하는 쪽의 출혈로 나타나는 혈변과 달리 위쪽에 있는 식도나 위, 십이지장의 출혈은 검은색 대변, 즉 흑변으로 나타날 수 있다. 혈액이 음식물과 함께 섞여 위산에 노출되면 검게 변

해 변의 색깔을 검게 만들 수 있다. 따라서 평소 속쓰림이나 소화 불량이 있고 검은 변을 자주 본다면 위염이나 소화성 궤양의 가능성을 생각해볼 수 있다. 별다른 이유나 통증 없이 흑변이 계속된다면 위암일 가능성도 있을 수 있으니 반드시 병원에서 정확한 원인을 찾아봐야 한다.

대개 연필처럼 가늘고 긴 변은 영양 상태가 나쁘다는 신호다. 그야말로 '먹은 게 없어서 나올 것도 없는 상태'의 변으로 소화되고 남는 찌꺼기가 줄어들어 대변의 크기가 작고 가늘어지는 것이다. 주로 다이어트를 무리하게 하거나 스트레스를 많이 받는 사람들에게 자주 나타난다. 그런데 잘 챙겨 먹는데도 연필같이 가는 변을 오랫동안 본다면 대장 벽에 종양이 생겨 대변 통로가 좁아져 굵기가 가늘어지는 경우를 의심해볼 수 있다. 그럴 때는 반드시 검진을 받아보길 권한다.

앞에서 언급했듯 악취가 나는 대변 역시 건강 이상 신호일 수 있다. 장내 미생물의 상태에 좌우되는 변 냄새는 유익균이 우세하면 구수한 냄새가 나고 유해균이 우세하면 구린 냄새가 난다. 특히 평소 인스턴트식품이나 인공 첨가물을 가미한 음식을 자주 먹으면 유익균의 먹이인 섬유질이 부족해서 유해균이 늘어나 대

변 냄새가 심해질 수 있다. 그 때문에 독한 냄새가 질병의 신호라고 단정 짓기는 어렵지만 소화기의 문제로 나타나는 몇 가지 냄새에는 주의할 필요가 있다.

위산이 과다 분비되어 소화 과정을 거쳐 대변에까지 산 성분이 많이 섞이면 대변에서 시큼한 냄새가 날 수 있고, 혈변과 함께 비린 냄새가 난다면 대장 출혈로 대변에 섞인 혈액의 비린내가 원인일 수 있다. 달걀이나 생선이 썩는 듯 고약한 냄새가 난다면 대장 조직의 부패를 알리는 신호일 수 있으니 반드시 정밀 검사를 받아보는 게 좋다.

건강검진 시 가장 기본이 되는 것이 소변검사다. 소변이 우리 몸의 현재 상태를 가장 잘 보여주는 지표이기 때문이다. 따라서 일상생활에서 소변의 색과 투명도, 거품만 잘 살펴봐도 건강 상태를 어느 정도 가늠할 수 있다.

방광은 보통 500ml 정도의 소변을 담아두고 한 번에 200~400ml씩 배출하기 때문에 건강한 성인의 경우 보통 하루 5~7번 정도 소변을 본다. 평균적인 배출량을 기준으로 했을 때 하루 종일 화장실에 한두 번만 가는 사람은 신장이 제 기능을 못하는 신부

전의 위험이 있고, 반대로 소변의 양이 3L 이상으로 화장실에 10회 이상 가는데도 계속 갈증이 난다면 호르몬 분비 이상으로 인한 증상일 수 있다.

건강한 소변은 보통 맥주와 물을 1:1 비율로 섞은 것과 비슷한 투명한 노란색을 띤다. 물론 소변 색은 수분 섭취량이 많을수록 옅어지고 적을수록 진해지는 등 시시때때로 변한다. 하지만 탁하거나 거품 혹은 지린내가 심하고, 붉은색 혹은 진한 갈색에 가깝다면 얘기가 다르다.

소변은 보통 단백질이 섞여 탁해지기 때문에 일시적인 증상이라면 별문제가 없지만, 지속적으로 탁한 소변을 본다면 염증성 질환이나 세균 감염을 의심해볼 수 있다. 대표적인 질환이 신우신염과 방광염으로 자꾸 화장실에 가고 싶은데 막상 소변을 보면 따끔한 통증이 느껴지고 시원하게 나오지 않을 때는 방광염을, 열이 나면서 옆구리 통증까지 동반된다면 신우신염을 의심해봐야 한다. 여성의 경우 부인과 질환으로 탁한 소변을 볼 수도 있다.

붉은색 혈뇨는 소변이 이동하는 요로 계통에 문제가 있다는 신호일 수 있다. 요관에 출혈이 있으면 검붉은색이 나고 방광과 요도, 전립선에 출혈이 있으면 좀 더 붉은색을 띤다. 특히 붉은 혈

뇨를 보는데 통증이 없다면 방광염이나 신장암, 전립선암 같은 요로계 암의 신호일 수 있으니 단순 염증이나 결석보다 더 급하게 병원을 찾아야 한다. 보통 요로계 암은 증상이 없다가 종양의 크기가 커지거나 다른 부위로 전이되면서 증상을 느끼는 경우가 많기 때문이다.

소변이 콜라와 같은 짙은 갈색을 띤다면 침묵의 장기, 간 건강에 경고등이 켜진 것이라 볼 수 있다. 간세포 손상이나 담도 폐색으로 황달이 생기면 빌리루빈이 소변에 녹아서 짙은 갈색을 띠기 때문이다. 격렬한 운동을 한 후 콜라색 소변을 봤다면 근육 손상으로 인한 횡문근융해증의 신호일 수 있다. 고강도 근육운동을 무리하게 하다 보면 근육이 심하게 손상돼 근육세포 속 물질이 갑자기 혈액으로 배출돼 소변으로 빠져나오게 되고, 이와 같은 증상이 지속되면 급성신부전으로 진행될 수 있기 때문에 지체 없이 치료받아야 한다. 특히 술 마신 다음 날 과도하게 운동을 하면 횡문근융해증이 발생할 가능성이 높아지는 만큼 음주한 다음 날 운동을 할 때는 가볍게 하는 게 좋다.

비눗물처럼 거품이 많은 소변이 지속된다면 단백질 성분이 소변으로 빠져나가는 것으로 신장에 문제가 생겼다는 신호일 수 있다.

보통 카레나 양파를 많이 먹거나 물을 적게 마시면 소변에서 지린내라 불리는 암모니아 냄새가 심해지는데, 뭔가 톡 쏘는 썩은 암모니아 냄새가 나면 요도나 방광의 염증을 의심해볼 수 있고, 달콤한 과일 향이 나면 당뇨나 무리한 다이어트로 인한 케톤 배출이 원인일 수 있다.

물론 비타민이나 영양제를 먹어 짙은 노란색을 띠는 소변이나 비트를 많이 섭취해 나온 분홍색 소변, 아스파라거스를 많이 먹어 매운 기운이 느껴지는 소변 등은 걱정할 필요가 없다.

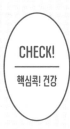

건강 이상을 의심해봐야 할 대변 상태 ────

| 묽고 끈적한 녹색 변 | 과민성대장증후군, 염증성 장 질환

| 흰색이나 회색 변 | 담석, 담낭염, 췌장염

| 붉은 혈변 | 대장염, 치질, 대장암 등 아래쪽 소화기 이상

| 흑변 | 소화기, 식도, 위, 십이지장의 출혈

| 가늘고 긴 변 | 영양 상태 불량, 대장 벽 종양

| 시큼한 냄새 변 | 위산과다, 대장 출혈, 대장 조직 부패

건강 이상을 의심해봐야 할 소변 상태 ────

| 뿌옇고 탁한 소변 | 염증성 질환, 부인과 질환

| 붉은색 소변 | 요로 계통 질환, 통증 시 염증, 무통증 시 암 질환 가능성

| 콜라색 소변 | 간 기능 이상, 횡문근융해증

| 거품이 나는 소변 | 신장의 문제

| 톡 쏘는 암모니아 냄새 소변 | 요도나 방광의 염증

| 달콤한 과일 향 소변 | 당뇨, 무리한 다이어트

'손톱'으로 건강 체크

만성피로를 달고 살던 중년 남성이 부인 손에 이끌려 한약을 지으러 온 적이 있다. 그런데 환자의 몸 상태를 파악하기 위해 진맥을 하려고 보니 손톱에 세로줄이 보이고 손톱 판의 대부분이 하얀색을 띠어 내과에 가서 간 검사를 받아보길 권유했다. 결국 그분은 병원 검진을 통해 간경화를 조기에 발견할 수 있었다.

물론 손톱만 보고 병을 단정할 수는 없지만 질병이 있을 때 손톱에 변화가 올 수 있는 만큼 최근 손톱 상태가 예전과 달라졌다면 특정 질환의 가능성을 알리는 신호일 수 있다. 의서를 보면 수조점병(手爪店病)이라는 말이 있다. 손톱으로 병을 점칠 수 있다는 뜻이다. 실제 한의학에서는 환자를 맥진할 때 진맥과 더불어 환자의 손톱 상태를 살피는 조갑진을 할 때가 있다. 이러한 조갑진은 체질과 식습관, 병력과 복용 중인 약물, 가족력 등을 참고해 건강 상태를 종합적으로 판단하는 데 중요한 자료가 된다.

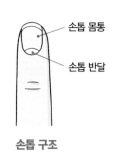

손톱 몸통

손톱 반달

손톱 구조

정상인의 손톱은 손톱 아래 미세 혈관이 비쳐 선홍색을 띠며 손톱 뿌리 부위에 1~3mm 두께의 반달이 있다.

그렇다면 우리가 주의 깊게 살펴봐야 할 손톱은 어떤 것일까?

먼저 유난히 검붉은 보라색을 띠는 손톱이다. 보라색인 경우 손톱 끝을 꾹 누른 후 원래 색으로 돌아가는 시간이 오래 걸린다면 혈탁이나 혈액순환 관련 질환을 의심해볼 필요가 있다.

반면 창백하고 흰 손톱은 체질적으로 몸이 냉하고 위장이 약한 사람에게 많이 나타난다. 주로 손발이 찬 여성에게 많고, 특히 연세 많고 질병을 앓는 어르신들의 손톱을 보면 우윳빛처럼 뿌옇거나 창백한 것을 확인할 수 있다. 일종의 자연스러운 노화 현상이라고도 볼 수 있지만, 최근 들어 갑자기 손톱 색상이 뿌옇게 변했다면 심장과 간 질환 가능성은 없는지, 혹시 무리한 다이어트나 식욕 저하로 인한 영양부족 상태는 아닌지 확인해볼 필요가 있다. 특히 손톱 판이 전반적으로 탁한 하얀색이며 반달 모양 구조가 구분되지 않는 테리 손톱(Terry's Nail)의 경우는 간경화 환자 80% 이상에게 관찰되는 전형적인 소견인 만큼 주의 깊게 살펴봐야 한다. 물론 간경변 등 원인이 되는 간 질환이 심해지기 전에 손톱을 통해 조기 발견하기란 쉽지 않은 일이기 때문에 지나치게

부화뇌동하는 것은 바람직하지 않다. 이러한 테리 손톱은 간경변 외에도 만성 울혈성 심부전이나 당뇨병, 만성 콩팥병과 요독증 환자에게서도 발견되는 것으로 보고되고 있다.

손톱이 노란색 혹은 녹색을 띤다면 당뇨 가능성을 의심해볼 수 있다. 당뇨가 생기면 면역 체계 자체가 약해지기 때문에 세균 번식이 활발해져 손톱에 진균증이 나타나기 쉽다. 진균증이 생기면 손톱 밑바닥이 살 속으로 파고들거나 손톱이 두꺼워지고 흔들리면서 모양이 변형되기도 한다.

유난히 푸른빛 손톱은 심각한 심장 질환이나 폐 질환 등 혈액 순환 문제를 나타내는 경우가 많으며 손톱 및 피부에 검은 선이 보인다면 흑색종일 가능성이 있다. 보통 흑색 선은 곰팡이에 감염되거나 영양이 결핍되면 나타날 수 있는데, 흑색 선이 최근 갑자기 짙어지거나 번지듯 불규칙한 색을 띠면서 점점 커진다면 지체하지 말고 병원에 가야 한다. 멜라닌 세포가 악성 세포로 변이해 생기는 피부암의 일종인 흑색종은 암 중에서도 악성도가 높아 하루라도 빨리 발견하는 것이 가장 효과적인 치료법이다.

손톱은 색깔뿐 아니라 형태를 통해서도 신호를 보낸다. 보통 비타민 A나 B, 단백질이 부족한 경우 손톱에 금이 가기도 하는

데, 손톱이 유난히 잘 갈라지고 부서진다면 갑상선 질환일 수도 있다. 갑상선호르몬이 부족해 신진대사가 저하되는 갑상선기능 저하증이 오면 혈액순환이 원활하지 않으며 온몸이 건조하고 푸석해지는 증상이 나타나는데, 특히 손 말단에 있는 손톱이 그 변화를 가장 확연히 보여준다. 이유 없이 피곤하고 몸이 나른하면서 손톱이 잘 부서지고 갈라진다면 갑상선 기능 검사를 받아보는 것이 좋다.

손톱에 세로줄이 보인다면 수분 부족과 무리한 다이어트로 인한 영양부족, 손톱 건선을 의심해볼 필요가 있다. 보통 세로줄에 건선이 동반되면 손톱이 두꺼워지고 울퉁불퉁해진다. 이는 손 말초 쪽으로 혈액순환이 안 돼 손발이 냉해지고 손톱 반월판 기질까지 단백질이 공급되지 않는다는 신호다. 이럴 경우 수족냉증이 있으면서 생리불순이나 생리통, 손발 저림을 호소하는 사람이 많다. 만성 염증이나 만성피로 환자에게서도 세로줄 손톱이 많이 발견된다.

손톱에 가로줄이 있으면 극단적인 허로 상태, 즉 몸이 피곤에 절어 있는 상태로 극심한 피로나 만성질환에 시달리는 사람들에게서 많이 나타난다. 특히 흰빛의 가로줄이 생겼다면 극심한 피

로나 빈혈 상태로 아연을 포함한 영양소를 고루 섭취하고 푹 쉬면 사라지나 그냥 방치하면 노화 현상이 가속될 수 있다. 아연은 정상적인 생체 기능을 위한 필수 원소로 결핍 시 흉선의 위축과 세포 면역 이상, 장염과 성장장애 등에 영향을 미치기 때문이다.

손톱이 숟가락을 반대로 엎어놓은 것처럼 들려 있는 형태라면 철분이 부족해 나타나는 철 결핍성 빈혈이나 자궁 기능 이상일 가능성이 높다. 반대로 손톱의 중심부가 볼록 솟아서 둥글게 말린 형태를 취하고 있다면 소화기관의 기능이 원활하지 않다는 신호일 수 있다.

손가락 끝이 곤봉처럼 뭉툭해지는 곤봉지 증상이 보인다면 몸에 산소가 부족하다는 신호로 폐섬유증이나 폐암, 기관지확장증 같은 폐 질환을 의심해볼 수 있다. 이는 선천성 심장장애나 염증성 장 질환에서도 많이 나타나는 소견이다. 곤봉지인지 여부는 샴로드 창문 테스트(Schamroth Window Test)를 통해 쉽게 확인해볼 수 있다. 양손의 검지 손톱끼리 서로 맞대어 밀 듯 눌렀을 때 손톱 사이로 다이아몬드 형태의 공간이 생기는지 살펴보자. 공간이 보이면 정상이고 안 보이면 곤봉지다. 만약 곤봉지면서 평소에 숨이 찬다면 호흡기내과를, 가슴 통증이 있고 누우면 숨이 차

고 다리가 붓는다면 심장내과를 방문하는 것이 좋다.

정상

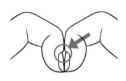

비정상

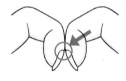

샴로드 창문 테스트

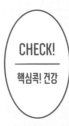

건강 이상을 의심해봐야 할 손톱 상태 ──────

| 사라진 반월 | 면역력이나 갑상선 기능 저하

| 지나치게 큰 반월 | 갑상선기능항진증

| 하얀색 손톱 판 | 간경화, 만성울혈성심부전, 당뇨병, 만성 콩팥병, 요독증

| 푸른색 손톱 | 심장 질환, 윌슨병

| 빨간색 손톱 | 심부전

| 노란색 손톱 | 당뇨

| 푸른빛이 도는 회색 손톱 | 은 중독

| 울퉁불퉁한 손톱 | 빈혈, 갑상선 질환, 건선

| 손톱 세로줄 | 수면부족, 손톱 건선, 혈액순환 문제

| 검은 세로줄 | 흑색종

| 손톱 가로줄 | 간, 심장병, 당뇨 등 소모성 질환

'혈압'을 발목에서도 재라고?

혈압은 보통 팔에서 재는데, 이는 심장과 가까운 팔의 상완동맥으로 전달되는 압력을 측정하는 것이다. 그런데 사실 팔목만큼 관심을 갖고 혈압을 체크해야 할 신체 부위가 있다. 바로 발목이다.

혈액을 심장으로 펌핑하는 다리 근육이 부족하거나 힘이 약하면 혈액과 수분이 다리 쪽에 머무는 저류 현상이 심해진다. 그래서 혈관 벽에 끈적끈적한 찌꺼기가 달라붙어 쌓이고, 혈관 내부가 좁아지거나 막혀 혈액이 흐르기 어려운 상태인 말초 혈관 질환을 부른다. 이러한 말초 혈관 질환은 발이 괴사되는 버거씨병이나 하지정맥류와 심근경색, 뇌졸중 같은 심장과 뇌혈관 질환의

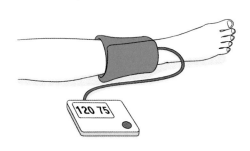

발목 혈압 체크 부위

위험까지 높이는 무서운 질병이다. 하지만 다리가 저리는 증상과 비슷하고 무릎이나 고관절 관절염의 통증으로 혼동하기 쉬워 치료 시기를 놓쳐 오랜 시간 서서히 악화되는 경우가 많다. 이 때문에 말초 혈관의 건강 상태를 제대로 체크하기 위해서는 발의 맥박을 체크해보는 것이 좋다.

혈압계 없이 맨손으로도 가능하다. 혈액순환에 문제가 있는지 손끝으로 발의 맥박을 체크해보는 것이다. 발에서 맥박을 체크할 수 있는 부위는 두 곳이다. 두 번째와 세 번째 발가락 사이를 손끝으로 쭉 타고 올라가면 발등 중간에 맥이 뛰는 지점과 발목 안쪽 복사뼈에서 발뒤꿈치 쪽으로 손가락을 조금씩 움직여보면 맥이 뛰는 지점이 있다. 먼저 손목 안쪽 맥박이 뛰는 곳을 짚어보고 이를 발등이나 복사뼈의 맥박과 비교해 손목에 비해 맥박이 지나치게 약하거나 맥이 잘 짚이지 않는다면 다리의 혈액순환 장애 가능성을 의심해볼 수 있다.

혈압계를 이용하면 좀 더 정확하게 측정할 수 있다. 보통 혈압계가 있어도 손목이나 팔의 혈압만 측정하고 마는데, 혈압을 제대로 재려면 발목도 반드시 측정해야 한다. 먼저 평소대로 팔이나 손목에서 혈압을 측정한 후 수축기 혈압 수치를 기억해둔 다

음 혈압계를 발목에 두르고 수축기 혈압을 잰다. 이후 발목의 혈압 수치를 팔이나 손목의 혈압 수치로 나누면 대략적인 말초 혈액순환 상태를 파악할 수 있다. 팔보다 다리가 굵기도 하지만 중력이 몸 아래쪽으로 작용하기 때문에 보통 팔보다 발목의 혈압이 약간 높게 나오는 게 정상이며, 1.0~1.1로 나왔다면 말초 혈액순환에 문제가 없다고 볼 수 있다. 발목 수치를 팔 수치로 나눈 숫자가 0.9~0.5라면 다리의 혈액순환에 문제가 있는 말초 혈관 질환을 의심해볼 수 있다. 0.5~0.3은 휴식을 취할 때도 다리가 저리거나 24시간 내내 다리에 불편을 느끼는 좀 더 심한 상태라 할 수 있으며, 0.2 이하인 경우 궤양이나 괴사가 발가락부터 이미 진행되었다고 볼 수 있다. 특히 중년 이상이고 본인이나 가족 중 고지혈증과 고혈압, 당뇨, 흡연, 비만 같은 말초 혈관 질환 위험 인자가 있다면 발목 혈압을 반드시 체크해보길 권한다.

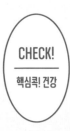
발목 혈압을 재야 하는 이유? ─────────

발목 혈압은 말초 혈관의 건강 상태를 보여주는 중요한 지표

발목 수축기 혈압 ÷ 팔(손목) 수축기 혈압 ─────

| 1.0~1.1 | 정상, 말초 혈액순환에 문제없음

| 0.9~0.5 | 말초 혈관 질환이 의심됨. 특히 다리의 혈액순환 문제

| 0.3~0.5 | 휴식 시에도 다리 저림, 24시간 내내 불편함 호소

| 0.2 이하 | 발가락부터 궤양이나 괴사 진행

'새치'도 병일 수 있다

흰머리는 누구나 겪을 수밖에 없는 노화 과정에서 나타나는 현상이다. 모발의 색상을 결정짓는 멜라닌 색소를 만드는 세포의 기능이 떨어지면서 생기는 것으로 쉽게 말해 잉크가 바닥난 프린터라고 보면 된다. 모발 피질의 세포가 멜라닌 색소를 잉크 삼아 머리카락을 까맣게 채워야 하는데, 세포의 기능이 떨어져 잉크를 채우지 못하는 것이다. 보통 흰머리는 하필 눈에 잘 드러나는 옆머리와 앞머리, 뒷머리 순서로 나는데, 이들 부위의 피부가 얇고 혈관 분포가 다른 부위에 비해 적기 때문이다.

사실 새치는 유전적인 요인이 크지만 가족 중 흰머리가 일찍 나거나 많은 사람도 없는데 유독 자신만 흰머리가 빨리 생기고 요즘 들어 부쩍 늘었다면 몸의 이상 신호일 수 있으니 주의 깊게 살펴봐야 한다.

유전에 이어 흰머리가 나게 만드는 가장 큰 요인은 스트레스다. 젊은데도 극심한 스트레스를 받아 머리가 하얗게 세어버렸다는 고사가 많다. 프랑스혁명 당시 마리 앙투아네트가 하루 만에 머리가 하얗게 변했다는 이야기나 중국 춘추시대의 정치가 오

자서가 반역죄로 도망 다니다 하룻밤 만에 백발이 되었다는 고사도 유명하다. 극심한 스트레스는 뇌하수체호르몬의 분비에 영향을 주기 때문에 색소 세포 기능을 떨어뜨릴 가능성이 높다. 심리적인 스트레스뿐 아니라 질병에 의한 스트레스 또한 흰머리에 영향을 줄 수 있다. 원형탈모증이 회복된 후 다시 자라는 머리카락이 흰색이라든가 대상포진 등 염증성 질환을 앓고 난 후 흰머리가 늘어나는 경우도 종종 볼 수 있다. 한마디로 스트레스 관리가 흰머리를 예방하는 키포인트다.

새치가 알려주는 내 몸의 이상 신호, 두 번째는 당뇨다. 머리를 검게 만드는 데 필요한 멜라닌 색소를 만들어내는 호르몬은 뇌하수체의 영향을 받는다. 혈당이 변화하면 뇌하수체가 가장 먼저 알아차리고 인슐린의 양을 조절하는데, 뇌하수체에 이상이 생기면 인슐린이 제대로 조절되지 못해 당뇨가 생길 가능성이 높아진다. 실제로 한 국내 공동 연구 팀이 대사 질환과 새치의 연관 가능성을 보여주는 연구 결과를 발표한 바 있다. 복부 비만과 고중성지방혈증, 낮은 HDL이나 고혈압, 고혈당 같은 대사증후군 위험 요인이 2개 이상이면 새치가 발생할 위험이 1.73배 높다는 연구 결과가 그것이다.

갑상선 기능이 항진되거나 저하되어도 흰머리가 생길 수 있다. 갑상선 기능이 항진되면 멜라닌 색소를 만드는 멜라노사이트라는 세포의 기능이 떨어져 흰머리가 날 수 있고, 반대로 갑상선 기능이 저하되면 멜라닌 색소 분비가 감소해 흰머리가 늘어나기도 한다. 갑상선 기능에 문제가 있다면 흰머리와 함께 두피가 건조해지면서 탈모도 함께 진행될 수 있다.

갑자기 늘어난 새치는 신장 기능 저하 때문일 수도 있다. 머리카락은 오장육부 가운데 신장과 가장 밀접한 관련이 있다. 신장은 호흡과 음식 소화로 얻은 에너지와 영양분을 정으로 저장하는 창고라 할 수 있기 때문에 신 기능이 쇠하고 정이 부족하면 모발이 윤기를 잃고 빠지거나 흰머리가 나는 것이다. 흰머리가 늘어나는 동시에 귀가 웅웅거리는 이명 현상이나 목이 뻣뻣하고 입냄새가 심해지는 증상 등이 나타나면 신장 기능에 이상이 없는지 반드시 체크해야 한다.

흰머리는 빈혈이나 영양부족의 신호일 수도 있다. 부족 시 빈혈 증상이 나타나는 비타민 B_{12}와 엽산은 멜라닌 색소를 생성하는 데도 중요한 역할을 하기 때문이다. 또 멜라닌 색소를 만드는 원료인 티로신이라는 아미노산과 철분, 구리, 아연 등의 영양소

가 부족하면 흰머리가 생기기 쉽다. 이 때문에 무리한 다이어트는 흰머리가 늘어나게 하는 요인이 되기도 한다.

건강한 머리카락은 건강한 신체에서 비롯된다. 흰머리는 자연스러운 노화에 따른 것이지만 갑자기 새치가 부쩍 늘고 몸 상태가 좋지 않다 싶으면 반드시 확인해보는 게 좋다.

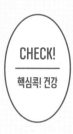

갑자기 늘어나는 새치의 원인은? ────────

당뇨, 갑상선 이상, 신장 기능 저하, 빈혈이나 영양부족, 극심한 스트레스

'악력'에 숨겨진 엄청난 건강 비밀

나이가 들수록 근육이 얼마나 중요한지 절실히 깨닫게 된다. 종아리 근육이 튼튼해야 펌핑이 잘되어 심장 질환이나 뇌혈관 질환을 예방할 수 있으며, 허벅지 근육은 우리 몸의 에너지 저장소일 뿐 아니라 내장 지방이 쌓이지 않게 해주는 만성질환 예방의 핵심이다.

그렇다면 가장 쉽게 내 몸의 근육 상태를 확인하는 방법은 무엇일까? 바로 악력, 손아귀의 힘이다.

영국 글래스고 대학 연구 팀이 300만 2,000여 명을 대상으로 한 42개의 연구를 분석해보니 악력이 약하면 심혈관계 질환이나 암 발병 위험 및 사망률이 높아지고, 반대로 악력이 강하면 사망 위험이 줄어들었다는 결과가 나왔다. 또 악력으로 분석한 데이터가 최대 혈압이나 활동 능력으로 사망률이나 질환 위험을 예측하는 것보다 정확성이 높았다. 왜 이런 결과가 나왔을까? 핵심은 바로 근육이다. 운동이나 신체 활동 감소가 근력 감소로 이어지고, 근력 감소가 악력 약화로 나타나기 때문이다. 악력이 내 몸을 구성하는 다양한 근육의 힘을 대표하는 일종의 대변인 같은 역할을

하는 셈이다.

따라서 손힘이 세다면 피할 수 있는 질환이 꽤 많다. 그중 첫 번째가 고혈압이다. 국내 한 연구 팀이 국민건강영양조사 자료를 바탕으로 대상자들을 악력이 센 순으로 4개 그룹으로 나눠 분석했더니, 악력이 가장 약한 그룹은 가장 강한 그룹에 비해 고혈압 유병률이 여성은 85%, 남성은 약 2배 정도 높은 것으로 나타났다.

악력이 약할수록 낙상 위험도 커진다. 국내 연구 팀의 연구 조사에 따르면 낙상으로 부상을 경험한 사람의 악력이 그렇지 않은 사람에 비해 15% 약한 것으로 나타났다. 악력이 약하다는 것은 손과 팔의 근육도 약하다는 뜻이기 때문에 낙상했을 때 골절로 이어질 위험이 더욱 커진다. 어르신들의 경우 가벼운 낙상 사고가 근감소증을 거쳐 큰 질병으로 번지는 것도 이러한 이유 때문이다.

악력이 강할수록 치매와도 멀어질 가능성이 높다. 영국과 호주의 공동 연구에 따르면 악력이 강할수록 문제 해결 능력과 기억력, 추론 능력이 뛰어나고 상황에 대한 반응시간도 빨랐다. 악력이 세다는 건 근육 감소가 적다는 뜻이고, 이는 뇌의 서로 다른 영역을 연결하는 신경세포의 섬유질 위축도 적다는 것을 의미할 수

있다. 그 때문에 연구 팀은 악력을 치매 발생 위험을 조기에 측정하는 도구로 활용할 수도 있다는 소견을 밝혔다. 직접적인 상관관계를 설명할 수는 없지만 치매 예방 차원에서 많이 하는 손 운동을 생각해보면 그 연관성이 쉽게 이해되기도 한다.

국내 연구 팀이 국민건강영양조사(2013~2017년)에 등록된 성인 1만 6,637명을 대상으로 데이터를 연구한 결과 악력이 약한 그룹은 정상군보다 빈혈 유병률이 약 2배 높았다. 악력이 약한 남성의 경우 2.13배, 노년층은 1.92배 정도 높게 나타난 것이다. 악력과 빈혈의 직접적인 상관관계도 연구가 좀 더 필요하지만, 어르신들의 경우 빈혈이 일어날 확률이 높기 때문에 악력을 좀 더 세심하게 관찰할 필요가 있다.

더욱 놀라운 건 악력이 삶의 질에까지 영향을 미친다는 연구 결과가 있다는 사실이다. 국내 의료진이 20세 이상 성인 남녀 4,620명을 대상으로 악력과 건강 관련 삶의 질의 연관성을 분석한 결과 악력이 전체 집단의 1/4로 매우 약하면 남성의 경우 운동 능력 문제가 1.93배 많아지고, 통증 등 신체 불편감이 1.53배 늘었다. 여성 역시 운동 능력 문제는 2.12배, 신체 불편감은 1.48배 높아졌다. 한마디로 악력이 약한 사람은 운동이나 통증에 관련된

문제를 더 느끼게 되고, 일상적인 일과도 힘겨워질 수 있다는 것이다.

그렇다면 악력을 향상하기 위해서는 어떤 운동을 해야 할까? 너무 어렵게 생각할 필요 없다. 양손을 번갈아가면서 손바닥으로 물병 윗부분을 쥐고, 손가락으로 뚜껑을 돌려 따는 동작만으로도 손바닥과 손가락 근육을 키우는 데 도움이 된다. 아주 천천히 손가락 관절 하나하나를 꽉 접어 주먹을 쥐었다 천천히 펴는 동작을 반복하는 단순한 쥠쥠 운동 또한 악력을 키우는 데 도움이 된다.

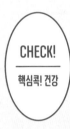

악력이 중요한 이유는? ────────────

악력은 전신 근육의 건강 상태를 보여주는 지표

악력이 세면 피할 수 있는 질환 ────────

고혈압, 낙상, 치매, 빈혈

악력 향상 운동 ──────────────────

한 손으로 생수병 잡고 병뚜껑 따기
주먹을 쥐었다 펴는 쥠쥠 운동

'셀프 복진'으로 소화기 건강 점검

배가 아파 병원을 찾으면 의사가 가장 먼저 배 여기저기를 꾹 꾹 눌러 확인하는데, 이게 바로 복진(腹鎭)이다. 한의학에서는 배를 눌러 병을 진단하는 복진을 매우 중요하게 여긴다. 《동의보감》〈잡병 편(雜病篇)〉의 '용약(用藥)'에 보면 '통즉불통 불통즉통(通卽不痛, 不通卽痛)'이란 말이 나온다. 통하면 아프지 않고 통하지 않으면 아프다는 뜻이다. 배를 지그시 눌렀을 때 배 속이 편하지 않고 통증이 있으면 문제가 있는 것으로 통증이 느껴지는 배의 부위에 따라 문제가 발생한 소화기를 추측할 수 있다.

스스로 자신의 배를 만지는 셀프 복진으로도 소화기 건강을 어느 정도 확인해볼 수 있다. 먼저 방바닥이나 침대에 다리를 뻗고 편안히 눕는다. 손을 따뜻하게 해준 후 심호흡을 하면서 몸과 마음을 이완한 다음 손바닥으로 명치에서 배꼽 밑 아랫배까지 배 전체를 천천히 만져본다. 특히 차가운 부위가 있는지, 유난히 습하고 땀이 나는 부위가 있는지도 확인한다. 다른 부위에 비해 유독 찬 부분이 있다면 그 부위의 기혈 순환이 원활하지 않다는 얘기다. 여성들의 경우 배꼽과 그 주변이 다른 부분에 비해 차가운

사람이 많은데, 가스도 많이 차고 손발이 찬 생리증후군을 호소하는 경우가 많다. 이럴 때는 차가운 부위를 따뜻하게만 해줘도 컨디션이 좋아진다.

배를 누를 때는 손가락을 곱게 펴서 손가락 끝으로 지그시 눌러야 한다. 배와 손이 직각이 되게 찌르듯 누르면 어디든 아프다. 약간 사선으로 부드럽게 누르고 힘을 조금씩 더 주어가며 통증이 있는지 살핀다. 눌렀을 때 손가락이 쑥 들어가지 않고 뭔가 단단한 느낌이 들면서 찌르는 것처럼 격렬한 통증이 있는지 확인하면

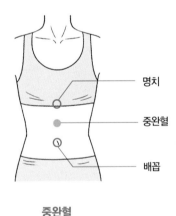

중완혈

된다. 명치부터 시작해 아래로 내려가면서 아랫배, 옆구리, 가슴까지 골고루 눌러본다.

가슴과 배의 경계이자 갈비뼈가 갈라지는 명치부터 눌러보자. 명치와 배꼽 중간에는 소화에 아주 중요한 중완혈이란 경혈이 있다. 위장의 기운을 반영하는 경혈로 위장 기능이 약한 사람들은 중완혈을 자극하면 통증을 느끼기도 한다. 명치와 중완혈 사이를 조금씩 바꿔가면서 지그시 눌러보자. 유난히 아프고 딱딱한 부위가 있으면 누른 곳 바로 옆을 지그시 눌러보고 통증을 비교해본

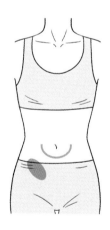

장 관련 식적 확인 부위

다. 분명히 통증 정도에 차이가 있을 것이다. 명치나 중완혈에 통증이 심한 경우는 식체 등으로 손상이 반복돼 덩어리처럼 뭉친 식적(食積)으로 인한 위장 기능 저하를 의심해볼 수 있다. 심한 경우 복진하면서 손가락으로 스치기만 해도 아플 수 있다. 위가 있는 명치 아래쪽에 묵직한 느낌이 든다면 반드시 식적 치료를 받는 게 좋다.

배꼽부터 그 아랫부분은 장과 관련된 식적을 확인할 수 있는 부위다. 배꼽 주변을 반원을 그리면서 지그시 눌러보면 아랫배에

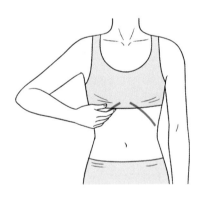

식적 연관통 부위

풍선 같은 탄성과 팽만감이 느껴지는 경우가 있다. 아랫배는 대장이나 자궁과 관련된 부분으로 과민성대장증후군이 있는 경우 이와 같은 팽만감과 통증이 자주 나타난다. 오른쪽 아랫배에 통증이 느껴진다면 염증성 장 질환이나 궤양을 의심해볼 수 있다. 이런 경우 평소 변 색깔이 검은색이 아닌지 확인해볼 필요가 있다. 위나 십이지장에 염증이 있어 출혈이 생기면 흑변을 볼 수 있기 때문이다.

이번에는 양 옆구리 갈비뼈 아래 부위를 손가락으로 지그시 눌러볼 차례다. 손가락이 잘 안 들어갈 만큼 단단한 느낌이 드는

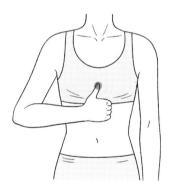

전중혈

경우도 있고 손가락 한 마디가 쑥 들어가기도 하는데, 통증에만 집중하면 된다. 혹시 오른쪽 갈비뼈 아래에 통증이 느껴진다면 평소 조금만 과식해도 옆구리에 통증이 있고 심하면 등까지 퍼지기도 한다. 이런 경우 식적으로 인한 연관통을 의심해볼 수 있다.

마지막으로 가슴을 눌러보자. 가슴을 누를 때는 손을 '따봉' 모양으로 바꿔준다. 그리고 엄지손가락으로 가슴 정중앙을 따라 쭉 내려가다 보면 엄지손가락 크기 정도로 움푹 들어간 곳이 있다. 쉽게 말하자면 화가 나고 답답할 때 가슴을 치는 부위로 이곳이 바로 스트레스를 체크할 수 있는 혈자리, 전중혈이다. 꾹 눌렀을 때 통증만큼 스트레스가 쌓인 것이다. 심한 경우 전중혈에 손가락을 대기만 해도 아플 수 있다. 전중혈은 역류성식도염과도 관련이 깊은 혈자리로 스트레스가 심하면 전중혈은 물론, 그 주변의 위 건강과 연관된 경락이 같이 막혀 식도염 같은 증상이 발생하기도 한다. 통증은 몸이 나에게 보내는 일종의 신호다.

통증 부위를 찾았다면 적극적으로 치료하고 생활 습관을 개선하기 위해 노력해야 한다.

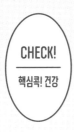

건강 이상을 의심해봐야 할 복진 시 나타나는 통증 ———

| 명치와 배꼽 중간 중완혈 통증 | 식적으로 인한 위장 기능 저하

| 아랫배 부분의 팽만감과 통증 | 과민성대장증후군, 염증성 장 질환 및 궤양

| 옆구리 갈비뼈 아래 부위 통증 | 식적으로 인한 연관통

| 가슴 정중앙 전중혈 통증 | 식도염

'뒤태'만 봐도 몸 상태를 알 수 있다

사람의 뒷모습은 얼굴 표정만큼 많은 이야기를 쏟아낸다. 가장의 축 처진 어깨에는 고단한 삶이 녹아 있고, 어르신의 굽은 허리에서는 세월의 무게가 읽힌다. 나는 한의사란 직업 때문인지 앞서가는 사람의 뒷모습에 눈이 가곤 하는데, 뒤태는 비단 감정뿐 아니라 그 사람의 척추와 관절 건강 상태를 고스란히 담고 있다. 그러므로 사랑하는 이의 건강 상태를 알고 싶다면 그 사람의 뒤태를 유심히 관찰해보길 권한다.

먼저 양쪽 어깨가 동그랗게 말린 라운드 숄더 형태라면 목 건강을 의심해봐야 한다. 온종일 앉아서 생활하다 보면 몸이 자연스레 앞으로 쏠리고 등과 허리에 힘이 풀리면서 어깨가 앞으로 말린다. 라운드 숄더인 사람들은 목이 중심을 잡기 위해 더 많이 긴장해 목과 어깨 주변에서 통증을 느끼기 십상이다. 통증이 심하다면 근막통증증후군이나 목디스크를 의심해봐야 한다.

좌우 높이가 다른 어깨 또한 척추 건강이 위험하다는 신호일 수 있다. 척추 중 어느 한쪽으로 무게중심이 쏠려 통증이 발생하거나, 전신의 관절 중 특정 부위에 통증이 있어 이를 줄이기 위해

몸이 틀어져가는 중이라 볼 수 있다. 만약 통증이나 별다른 이상이 없는데도 양쪽 어깨의 높이가 다르다면 허리를 90도로 숙여 등의 좌우 높이를 관찰해보자. 좌우 높이가 눈에 띄게 다르다면 척추측만을 의심해볼 수 있다. 심한 척추측만이 아니라면 통증 없이 방치되는 경우가 많고, 오래 지속되면 허리디스크 같은 척추 질환을 동반할 수 있기 때문에 적극적으로 치료받기를 권한다.

세로 골이 없는 허리는 척추기립근이 약해졌다는 증거다. 척추기립근은 척추뼈를 따라 척추의 구조를 받쳐주기 때문에 건강한 허리는 척추를 따라 세로로 골이 파여 있다. 그런데 벽에 등과 엉덩이를 대고 서서 허리 부분에 손을 집어넣었을 때 손날이 쏙 들어가지 않고 막힐 만큼 세로 골 없이 평평하다면 척추기립근 약화를 의심해볼 수 있다. 이런 경우에는 몸의 중심을 잡아주는 척추에 피로감을 줘 요통을 유발할 수 있다.

또 엉덩이가 납작하면 척추 주위 근육도 빈약할 가능성이 높다. 건강과 운동 능력의 지표라 할 수 있는 엉덩이 근육은 척추 근육의 아래를 받치는 주춧돌로 척추 근육이 없으면 활동할 때 가해지는 충격이 고스란히 허리와 무릎에 무리를 줄 수 있다.

제2의 심장이라 일컬어지는 종아리가 가는 경우에도 노화나

운동량 감소로 인한 근감소증을 의심해볼 수 있다. 이러한 근감소증은 낙상과 골절을 유발해 사망 위험을 2~5배 정도 높이기 때문에 65세 이상 노인은 특히 주의해야 한다. 줄자로 종아리 둘레를 쟀을 때 32cm 이상인지 확인하고, 뒤꿈치를 들었다 놨다 하는 간단한 운동으로 종아리 근육을 꾸준히 키워보자.

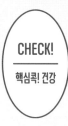

건강 이상을 의심해봐야 할 뒤태 상태 ————————

| 둥글게 말린 어깨 | **근막통증증후군, 목디스크 의심**

| 좌우 높이가 다른 어깨 | **척추측만**

| 세로 골이 없는 허리 | **척추기립근 약화**

| 납작한 엉덩이 | **척추 주위 근육 빈약**

| 가는 종아리 | **노화나 운동량 감소한 인한 근감소증**

'발바닥'으로 숨겨진 병을 찾아낼 수 있다

발바닥은 온종일 우리 몸을 떠받치고 있지만, 하늘을 바라볼 일이 드물다 보니 홀대받는 경우가 많다. 하지만 인체의 축소판이라 할 수 있는 발바닥이 보내는 건강의 적신호만 잘 살펴도 여러 질환을 예방할 수 있다.

발바닥에 나타나는 첫 번째 적신호는 다름 아닌 점이다. 물론 대부분의 점은 건강과 관련이 없다. 그러나 크기가 6mm 이상이며 형태가 동그랗지 않고 불규칙적으로 퍼져 있거나, 까만색 외의 색을 띤다면 피부암의 일종인 악성 흑색종일 가능성이 있다. 피부암 중 가장 위험한 것으로 알려진 악성 흑색종은 동양인에게서는 손바닥이나 손톱 밑 같은 신체 말단부에서 주로 발생하는데, 특히 발바닥에 가장 많이 생긴다. 통증이나 가려움 같은 증상이 없고 갈색과 검은색, 적색같이 다양한 색깔을 띠며 경계가 불규칙한 반점이 생기면서 점점 커지기도 하고 사마귀처럼 튀어나오면서 헐거나 피가 나기도 한다. 발바닥에 동그랗고 경계가 확실한 점이 아니라, 멍이 든 것처럼 불규칙하고 경계가 희미한 점이나 콩알같이 볼록 튀어나온 점이 보인다면 확실한 진단을 받아

보는 것이 좋다.

발바닥 안쪽이나 바깥쪽에 생긴 굳은살도 고관절 혹은 무릎관절이 불균형하다는 신호일 수 있기에 무시해선 안 된다. 굳은살이 한쪽에 몰려 형성돼 있다면 걸을 때 그 부분으로만 신체 하중이 쏠린다는 걸 의미한다. 고관절이 틀어져 있다면 무릎 특정 부위에 하중이 실리기 때문에 그 부위만 심하게 닳아서 관절염이 생길 위험 역시 높아진다. 게다가 무릎관절이 틀어지면 걸을 때 발이 밖으로 휘거나 안으로 굽어 체중이 발바닥의 한 부위에 쏠리면서 한쪽에만 굳은살이 생긴다. 다시 말해 한쪽으로 몰려 있는 굳은살은 고관절이나 무릎관절이 틀어져 있고, 걸음걸이가 관절에 무리를 주는 방식으로 변형되었다는 걸 의미한다.

갱년기 여성에게 흔히 나타나는 발뒤꿈치의 두꺼운 각질 또한 혈액순환 저하의 신호일 수 있다. 폐경기 이후 여성호르몬이 감소하면 자율신경계가 예민해지고, 혈관이 수축되어 혈액량이 감소하면서 말초까지 혈액순환이 충분히 이루어지지 못한다. 이 과정에서 노폐물 배출이 원활하지 않고 죽은 각질이 쌓이면서 각질이 점차 두꺼워지는 것이다. 게다가 폐경이 되면 입이 마르고 눈이 뻑뻑하며 피부가 건조한 증상을 많이 호소하는데, 발뒤꿈치의

각질 또한 피부 건조 증상의 일부라 볼 수 있다. 이런 경우 피부 보습에도 신경 써야 하지만, 더 중요한 것이 꾸준한 운동과 반신욕 혹은 족욕 등으로 혈액순환이 원활히 이루어지도록 관리하는 일이다.

왠지 몸이 피곤하다 싶으면 양말을 벗고 주먹으로 발바닥을 치거나 주무르며 내 몸이 보내는 건강 이상 신호에 귀 기울여보자.

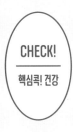

건강 이상을 의심해봐야 할 발바닥 상태

| 6mm 이상 크기의 불규칙한 점 | 악성 흑색종 의심

| 발바닥 안팎 굳은살 | 고관절, 무릎관절의 불균형

| 발뒤꿈치 두꺼운 각질 | 혈액순환 저하

'가래'로 알아보는 내 몸의 상태

간단한 방법으로 건강 상태를 가늠해볼 수 있는 자가 진단법의 종류가 생각보다 많다. 그중에서도 잘못하면 죽음에 이를 수 있는 신호가 있다. 바로 가래다.

목이 붓거나 목감기에 걸리면 가래가 자주 나오는데, 뱉지 말고 삼켜야 몸에 약이 되는 침과는 다르게 가래는 뱉는 것이 훨씬 이롭다. 가래는 기관지 점막을 보호하기 위해 분비되는 점액이 외부에서 들어온 먼지나 세균, 각종 불순물과 염증 세포 등과 함께 외부로 배출되는 일종의 생리 현상이다. 가래가 나오는 것은 몸이 감염과 싸워 그것을 제거하고 있는 상태라는 뜻이므로 가급적 뱉어내야 각종 세균과 염증 세포가 배출된다. 하지만 밖에서 갑자기 가래가 나올 경우 뱉기가 쉽지 않다. 보통 맑은 색 가래나 연한 노란빛 가래는 삼켜도 무방하다. 일반적으로 건강한 사람의 가래에 포함된 세균 중 대부분은 위장에서 사멸되기 때문이다.

그렇다면 꼭 뱉어야 할 가래는 무엇일까? 평소보다 가래 색이 짙은 노란빛이나 갈색을 띤다면 세균 바이러스성 가래일 가능성이 높으므로 반드시 뱉어야 한다. 잘못 삼키면 몸에 독이 되어 심

각한 폐 질환의 원인이 될 수 있기 때문이다.

특히 폐결핵 환자의 경우 수단과 방법을 가리지 말고 반드시 뱉어내야 한다. 폐결핵 환자의 가래에는 결핵균이 잠복해 있을 수 있다. 그 때문에 뱉지 않고 삼키면 그 균이 장으로 들어가 장결핵 같은 합병증을 유발할 수 있고, 심하면 사망에 이르게 할 수도 있다. 계속해서 가래가 나올 때 고열이나 호흡곤란 증상이 동반된다면, 폐결핵일 가능성이 있기 때문에 반드시 병원에 가야 한다.

보통 건강한 사람의 가래는 투명하거나 연한 노란빛을 띠지만 색이 조금이라도 달라졌다면 건강 상태를 의심해봐야 한다.

먼저 가래의 색이 유독 진한 누런색이라면 만성 기관지염이나 기관지확장증일 가능성이 높다. 이런 가래에는 염증과 백혈구 시체가 섞여 있기 때문에 평소보다 누렇고 끈적끈적해진다.

제일 위험한 가래는 갈색이나 진한 벽돌색을 띤다. 이런 색의 가래가 계속 나온다면 폐렴이나 폐암일 수 있으므로 반드시 병원에 가서 확인해봐야 한다. 붉은색 가래의 경우 후두염이나 기관지 염증에 의한 일시적인 객혈 증상일 수 있지만, 2주 이상 지속된다면 결핵이나 폐암의 징후일 수 있다.

마지막으로 가래가 녹색이라면 인플루엔자나 녹농균 감염을

의심할 수 있으니 인플루엔자가 유행하는 가을이나 겨울에는 가래 색을 유심히 살펴보자.

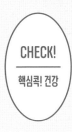

건강 이상을 의심해봐야 할 가래 색깔 ——————

| 투명하거나 연한 노란색 | **건강한 사람의 가래**

| 누런색 | 만성 기관지염이나 기관지확장증

| 갈색이나 벽돌색 | 폐렴이나 폐암

| 붉은색 | 후두염이나 기관지 염증, 2주 이상 지속 시 결핵이나 폐암 가능성

| 녹색 | 인플루엔자나 녹농균에 의한 감염

심각한 질환이 보내는 SOS 시그널

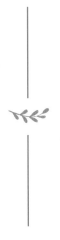

알면 예방할 수 있는 치매 신호

이제는 누구나 100세 인생을 꿈꾸는 장수의 시대다. 인간에게 장수는 가장 큰 축복일 수 있지만, 건강 없는 장수는 고통스럽기만 하다. 특히 자신을 잃어버리는 병, 치매는 발병하면 본인뿐 아니라 가족까지 너무 큰 희생을 치러야 하기 때문에 노년을 가장 불안하게 만드는 질병이다. 하지만 아직 확실한 치료제가 나오지 않았기에 예방과 조기 발견이 최선이다.

보통 치매는 아무런 신호 없이 찾아온다고 생각해 막막해하는 경우가 많은데, 다행히 치매는 다양한 전조 증상을 동반하기 때문에 해당 증상이 있는지 주의 깊게 살펴보면 예방할 수 있다.

치매의 전조 증상, 첫 번째는 늘어난 수면 시간이다. 한 국내 대학 병원 연구 팀이 60세 이상 노인 3,000여 명을 대상으로 수면 습관과 치매의 상관관계를 4년간 추적한 연구 결과에 따르면, 누워서 잠들 때까지 걸리는 시간이 30분 이상이면 인지기능이 떨어질 위험이 40% 높아졌고, 하루 총 수면 시간이 8시간 이상이면 인지기능 저하 위험이 70%나 증가했다. 흥미로운 것은 수면 시간이 8시간을 넘지 않으면서 늦게 자고 늦게 일어나는 사람은 인지기능이 저하될 위험이 오히려 40% 낮았다는 사실이다. 연구 팀은 늦게 자고 늦게 일어나는 기준을 취침과 기상 시간의 중간점인 새벽 3시로 정했는데, 예를 들어 7시간을 잔다고 하면 11시 30분에 잠자리에 들어 6시 30분에 일어나는 패턴이다. 수면 시간이 8시간 이상이면서 잠드는 시간이 30분 이상 걸리며 일찍 잠이 드는 경우는 인지기능 저하 위험이 높은 편이라고 설명할 수 있다.

또 한 가지 주의할 만한 것으로 과격한 잠꼬대를 들 수 있다. 거친 욕설을 퍼붓거나 손발을 휘젓는 등 과격한 행동을 보이는

데, 주로 새벽 3~5시경에 발생하고 일주일에 한 번 이상으로 자주 일어나는 것이 특징이다. 정상적 수면일 때는 뇌에서 운동마비를 조절하는 스위치가 켜지고, 호흡과 관련된 것을 제외한 나머지 근육은 마비 상태가 된다. 그런데 뇌가 손상되면 운동 기능이 저하되어 심한 잠꼬대나 격한 움직임이 일어날 수 있는 것이다. 가족 중 잠꼬대를 자주 하는 사람이 있다면 건강 상태를 확인해보는 것이 좋다.

치매의 전조 증상, 두 번째는 과도한 낮잠이다. 미국에서 낮잠과 알츠하이머병의 연관성에 대한 연구를 진행했는데, 사망한 알츠하이머병 환자와 정상인의 뇌를 분석해보니, 낮 동안 깨어 있게 만드는 것과 관련이 있는 뇌 부위가 가장 먼저 손상됐다는 사실을 발견했다. 다시 말해 낮잠을 지나치게 오래, 자주 자는 것도 알츠하이머를 알리는 신호가 될 수 있다는 것이다. 실제로 치매 환자는 낮잠을 자고 밤에 깨어 불안함을 느끼는 경우가 많으며, 새벽에 일어나 아침이나 낮으로 착각하는 증상을 보이기도 한다. 생체리듬을 조절하는 시상하부 기능 손상이 의심되는 증상으로 인지 저하를 나타내는 표시라고 볼 수 있다.

또 후각 기능이 심하게 저하될수록 치매에 이르는 기억상실성

경도 인지장애가 나타날 위험성이 커진다. 미국 메이요 클리닉에서 평균연령 79.5세 노인 1,430여 명을 대상으로 약 3년간 후각 테스트와 인지기능 테스트를 진행했다. 그 결과 후각 기능이 떨어질수록 인지장애의 위험이 높아졌다. 치매 초기 단계에 냄새를 구분하는 뇌 부위의 기능도 저하되기 시작한다는 것을 보여주는 결과라 할 수 있다.

캐나다의 한 연구를 통해 밝혀진 내용인데, 눈에 생기는 노란색 반점 또한 치매의 신호일 수 있다. 알츠하이머 치매 환자의 24.4%, 4명 중 1명꼴로 망막에서 노란색 점이 발견된 반면 건강한 사람 중에서는 4% 정도만 노란색 점이 나타났다. 2년 후 다시 눈을 검사해보니 알츠하이머 치매 환자는 건강한 사람에 비해 노란색 점이 더 넓어졌고, 수도 증가한 것으로 나타났다. 망막은 뇌 중추신경계의 한 부분이기 때문에 뇌에서도 비슷한 현상이 일어날 가능성이 높다. 그러니까 눈의 혈류 감소가 뇌 혈류 저하로 이어지고 알츠하이머 발병에도 영향을 미칠 수 있다는 것이다.

마지막으로 느려진 보행 속도 역시 치매의 신호일 수 있다. 영국 유니버시티 칼리지 런던(UCL)의 연구진이 60세 이상 노인 약 4,000명에 관련된 조사 자료를 분석한 결과 보행 속도가 다른 사

람보다 느린 노인이 치매 발생률이 높았다. 더욱 눈여겨볼 사실은 보행 속도를 2년 후 재측정한 결과였는데, 보행 속도가 급속히 줄어든 노인이 치매 발생률이 높게 나타났다. 또 걷는 속도가 느린 노인의 뇌세포에 나타나는 독성 단백질 수치가 높다는 연구도 보고된 바 있다.

이외에도 섬세한 손동작을 하기 어려워져서 작은 단추를 끼우기 힘들거나 글씨체를 흘려 쓰는 듯 하는 것도 치매의 징조일 수 있다.

치매는 조기에 발견해 적극적으로 관리하면 급속도로 악화되지 않도록 진행 속도를 늦추고, 인지기능이 덜 손상되도록 할 수 있는 만큼 무조건 두려워하지만 말고 치매의 전조 증상 유무를 꼼꼼히 체크해보자.

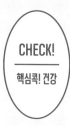

치매 전조 증상 ————————————

늘어난 수면 시간과 과격한 잠꼬대

과도한 낮잠

후각 기능 저하

눈에 생기는 노란색 반점

느려진 보행 속도

어깨가 아픈 것이 간 때문이다?

다리를 다치면 다리가 아프고, 발가락을 다치면 발가락이 아
픈 게 지극한 상식이다. 그런데 생뚱맞게 어깨가 아픈 것이 간 때
문이고, 팔이 아픈 것이 심장 때문인 경우가 있다. 이것이 바로 아
픈 곳 따로 통증 느끼는 곳 따로인 연관통이다. 내부 장기에 통증
의 원인이 있지만, 그 원인이 되는 부위에서 통증을 느끼는 것이
아니라 연관된 다른 표면에서 통증을 느끼는 것을 말한다. 가령
심근경색인데 왼쪽 어깨가 아프거나, 위장병이 있을 때 위만 아
픈 것이 아니라 등까지 아프며, 간이 안 좋은데 오른쪽 어깨가 아
파 물리치료를 받아도 안 낫는 경우가 모두 이에 해당한다.

우리 몸의 감각신경은 뇌에서 한줄기로 내려와 척수를 지나
여러 갈래로 나뉘면서 피부와 내장 등으로 퍼지는데, 내부 장기
에 염증이나 이상이 생기면 그 부위와 같은 감각신경을 공유하는
다른 곳에서 통증을 느낄 수 있다. 일종의 뇌의 착각이라고 할 수
있을 것이다. 물론 모든 장기가 다 연관통이 있는 것은 아니고, 주
로 흉추신경에서 쭉 내려와 아래쪽에 있는 요추신경에 해당하는
내장 기관에서 연관통이 많이 발생한다.

현대 과학에서 말하는 연관통은 그 개념이 한의학의 배수혈 이론과 일맥상통한다. 척추 라인 양쪽에 모든 장기와 관련된 배수혈이라는 경혈이 있다. 예를 들어 등이 뽀개질 것처럼 아파서 내원한 환자의 경우 근골계에 이상은 없고 만성 위장병이 원인인 경우도 굉장히 많다. 그래서 단순히 진통 소염제만 복용하거나 전혀 상관없는 치료를 받다가 암과 같은 내장 질환의 치료 시기를 놓치는 경우가 허다하다.

오장육부마다 연관통이 생기는 위치가 다르다. 먼저 오른쪽

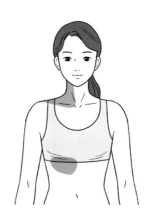

간 연관통 부위

횡격막 아래에 위치한 간이 아프면 그 주변으로 근육이 뭉친 것 같은 통증이 생긴다. 그런데 여기뿐 아니라 간이 나쁜 사람 중에는 오른쪽 어깨 쪽에 통증을 느끼는 이가 굉장히 많다. 어깨가 아파 병원에 갔다가 간암을 발견한 경우가 바로 그러한 케이스다. 위경련인가 싶어 응급실을 찾았다 담석증을 진단받는 경우도 의

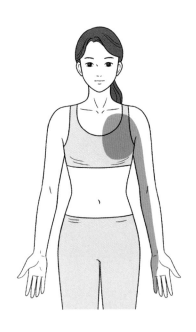

심장 연관통 부위

외로 많다. 담석증의 경우 통증 부위가 명치와 오른쪽 윗배, 오른쪽 옆구리와 어깨, 등까지 뻗치는 경우가 많다. 희한하게도 낮에는 좀 잠잠하다 밤만 되면 아픈 경우가 많아 꾀병으로 오인받기 쉬우며, 짧게는 15분에서 길게는 5시간까지 통증이 지속된다. 만약 소화제나 진정제를 먹어도 호전이 안 되고 해당 부위에 통증이 지속된다면 일단 복부 초음파를 받아보길 권한다.

심장에 문제가 있을 땐 왼쪽 흉부에서 어깨와 왼쪽 팔까지 통증이 유발될 수 있다. 대표적으로 심근경색이나 허혈성 심질환

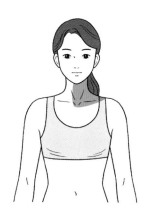

폐 연관통 부위

등을 들 수 있다. 통증 강도는 경중에서 중증까지 다양해 해당 부위에 통증이 느껴진다면 심장내과를 방문해 심장 질환 진단을 받아보는 것이 좋다.

폐가 아플 때도 폐 주위에서는 별다른 증상이 느껴지지 않고, 주로 어깨라든지 목 앞쪽에서 통증을 느끼는 경우가 있다. 특히 기침 가래가 있으면서 목 앞쪽 통증이 오래가고 어깨에 묵직한 통증이 지속되면 반드시 호흡기내과를 찾아 폐 엑스레이나 CT 검사를 받아보길 추천한다.

등 통증도 부위별로 특징이 각기 다른데, 명치 끝이나 등 쪽속옷 라인이 아프다면 위장병을, 등 한가운데를 쥐어짜는 것 같거나 날카로운 것으로 찌르는 듯한 통증이 느껴진다면 췌장암을 의심해볼 수 있다. 암 덩어리가 주변 혈관이나 다른 장기의 신경을 건드리고 누를 수 있기 때문이다. 실제로 췌장암을 앓는 환자의 경우 등을 대고 반듯하게 누워서 자는 것조차 힘들다고 호소하는 이들이 굉장히 많다. 배꼽 주변에서 통증을 느끼면 소장이 안 좋은 경우가 많고, 배꼽 아래쪽 통증은 주로 대장, 배꼽 오른쪽 통증은 맹장의 문제를 의심해볼 필요가 있다.

실제 몇 년째 계속되는 갈비뼈 아래 통증으로 내원한 중년 여

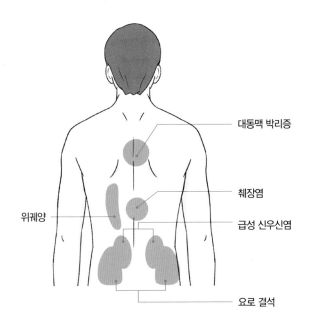

대동맥 박리증

췌장염

위궤양

급성 신우신염

요로 결석

등 통증 부위별 연관통

성 환자의 경우 심장 검사부터 복부 초음파와 CT 검사에 정신과 진료까지 받았는데도 증상이 호전되지 않다가 식적을 치료받고 통증이 말끔히 사라졌다. 대부분의 환자가 아프다고 하면 일단 CT나 MRI 검사를 하면 뭔가 나올 것이라 기대하지만, 안타깝게도 만성 통증은 검사에서도 원인이 잘 안 나오는 경우가 많다. 이

렇게 기질적 검사에서 이상 소견이 없는데 통증이 계속 유발되는 경우에는 기능적 결함으로 인식할 필요가 있고, 연관통을 유발하는 내부 장기의 원인 질환을 찾아내는 근본적 치료가 중요하다.

그러므로 연관통을 가벼이 여겨서는 절대 안 된다. 심장 질환 등 생명을 위협하는 질환이 숨겨져 있을 가능성도 있기 때문이다. 대부분의 사람들이 아프면 바로 병원에 가지 않고 참고 참다가 도저히 안 되겠다 싶을 때 찾는데, 내 몸에 대해서만큼은 예민할 필요가 여기에 있다. 사람만 겉 다르고 속 다른 게 아니라 병도 겉 다르고 속 다를 수 있기 때문이다.

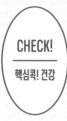

연관통이란?

내부 장기에 통증의 원인이 있지만, 원인이 되는 부위에서 통증을 느끼는 것이
아니라 연관된 다른 표면에서 통증을 느끼는 것

오장육부별 연관통 위치

| 오른쪽 어깨 통증 | 간 건강 이상

| 왼쪽 흉부에서 어깨와 팔까지의 통증 | 심장 건강 이상

| 어깨와 목 앞쪽 통증 | 폐 건강 이상

| 명치 끝이나 속옷 라인 통증 | 위장병

| 등 가운데 쥐어짜는 듯한 통증 | 췌장암

| 배꼽 주변 통증 | 소장

| 배꼽 아래쪽 통증 | 대장

| 배꼽 오른쪽 아래 통증 | 맹장

| 원인 모를 갈비뼈 통증 | 위, 간, 십이지장, 췌장 등 소화기 이상 및 대장 내에 과
  다하게 발생한 가스

대장이 아프면 우울증이 생긴다?

　잠을 충분히 자고 일어나도 이유 없이 피곤하고 무기력할 때가 있다. 보통 이럴 때는 여러 이유가 있겠지만, 몸에 독소가 쌓인 게 아닌지 의심해봐야 한다. 그렇다면 몸에서 독소가 가장 많이 쌓이는 곳은 어디일까? 바로 장이다. 장은 인체 면역 세포의 70%가 있는 곳이다. 입-식도-위를 거쳐 몸속으로 들어온 모든 독소의 종착지가 바로 장이기 때문이다. 독소는 만병의 근원으로 제대로 배출되지 않고 쌓이면 각종 염증성 질환과 만성피로증후군을 일으킨다. 항상 피곤하고 무기력하며 대사 기능이 저하되기도 하고 다양한 질병의 원인이 될 수 있다.

　그렇다면 장내에 독소가 있는지 어떻게 알 수 있을까? 일단 소화불량, 냄새가 굉장히 지독한 방귀가 첫 번째 증상이다. 방귀에서 냄새가 나는 것은 지방산과 유황가스 때문인데, 지방이나 단백질이 장내 세균에 의해 분해되면서 생기는 것들이다. 가스를 만들어내는 장내 세균의 숫자가 많을수록 냄새가 많이 날 수 있다. 배변이 잘 안 된다면 발암물질이나 노폐물이 쉽게 쌓이면서 유해균의 번식이 활발해지고, 유해균이 늘어나면 가스도 잘 차고

냄새가 지독한 경우가 많다.

　장내 독소는 변비 또는 설사로 나타나기도 한다. 장기간에 걸친 나쁜 식습관과 편식으로 장내 환경이 나빠지면, 유익균과 유해균의 균형이 깨지면서 장이 아프다고 신호를 보내는데, 그중 하나가 설사다. 변비 또는 설사에 의한 증상은 손으로도 확인할 수 있다. 손톱 뿌리의 반달 모양이 없어지거나 작아지고 갈라지는 모양새가 그것이다. 독소가 쌓이면 얼굴이나 손발이 붓는 증상도 나타나는데, 오후에 양말 자국이 심하게 남는다면 몸속에 독소가 많이 쌓였다고 생각하면 된다. 독소를 그대로 방치하면 대장 질환까지 부를 수 있으니 수시로 내 몸을 점검하는 것이 필요하다. 스트레스나 식습관으로 인한 단순 설사는 오래가지 않으므로 2~3개월 정도 설사가 반복된다면 대장암을 의심해볼 수 있다.

　또 장내 독소는 우울증과 불면증까지 유발할 수 있다. 예로부터 '장청뇌청(腸淸腦淸)'이라고 해서 장이 깨끗하면 머리도 맑아진다고 했다. 만성 변비는 증세가 심할 경우 우울증을 동반하고 노인에게는 치매 증상까지 유발할 수 있다. 장은 제2의 뇌라고 불리기도 한다. 신경전달물질인 세로토닌, 일명 행복 호르몬의 70~80%가 뇌가 아닌 장에서 생성되기 때문이다. 그러므로 장내

환경이 나빠지면 세로토닌의 생성과 활성에 문제가 생기고 우울증과 불면증을 불러올 수 있다는 것이다. 실제로 한 대학 병원의 연구 결과에 따르면, 염증성 장 질환이 있을 경우 그렇지 않은 사람에 비해 우울증 발병 위험이 약 2배 높았다고 한다. 장 건강을 지켜야 정신 건강도 지킬 수 있다는 사실을 반드시 기억하자.

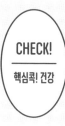

우울증과 불면증을 유발하는 장내 독소 신호 ——————

소화불량과 냄새 지독한 방귀

변비 또는 설사

아리송한 갑상선호르몬 이상 신호

중년부터 갑상선 기능 이상으로 약을 먹는 사람들이 생각보다 많다. 갑상선호르몬 이상 증상은 스스로 알아차리기 쉽지 않아 다른 증상이나 검진을 통해 알게 되는 경우가 많다. 이런 증상을 오래 방치하면 호르몬 조절 장치가 아예 고장 나 평생 치료와 관리를 받아야 한다. 특히 갱년기를 거치면서 온몸의 호르몬이 요동치는 중년 이후 여성은 갑상선호르몬에 각별한 관심을 기울여야 한다. 폐경을 준비하면서 여성호르몬이 줄어들면 뇌하수체와 난소 간의 불통이 심화되면서 뇌하수체의 갑상선호르몬에도 영향을 끼치기 때문이다. 그런데 갱년기에 한꺼번에 너무 많은 변화가 생기다 보니 갑상선호르몬 이상 증상을 '갱년기 증상이려니.' 하고 무심히 넘기는 경향이 있다.

갑상선호르몬의 밸런스가 깨지면 두 가지 양상이 나타난다. 하나는 갑상선에서 호르몬을 과다하게 분비해 갑상선 중독 증상이 나타나는 갑상선기능항진증이고, 다른 하나는 반대로 갑상선호르몬의 부족으로 말초 조직의 대사가 저하되는 갑상선기능저하증이다. 이 두 가지는 정확히 반대 증상으로 나타나는 경우가

많은데, 갑상선기능항진증은 대사와 에너지 소모가 증가하는 반면 갑상선기능저하증은 대사가 줄어들고 에너지 저장 모드로 변한다. 이로 인해 우리 몸은 여러 변화를 겪는다.

갑상선호르몬 이상이 보내는 첫 번째 신호는 감정의 변화다. 흔히 갱년기 증상과 많이 혼동하는데, 갑상선 기능 장애는 극단적인 감정을 유발할 수 있다. 갑상선 기능 저하로 갑상선호르몬 분비가 활발하지 않으면 늘 슬픈 감정에 젖어 있거나 우울한 감정이 지속된다. 반대로 갑상선호르몬 과다 상태에서는 모든 대사가 과해져서 안절부절못하거나 신경이 예민해져 자기도 모르게 갑자기 크게 화를 내기도 한다. 갑상선호르몬 이상은 갱년기에 나타나는 감정적 변화와 비슷해 이어서 소개할 다른 신체적 변화가 동반되는지 잘 살펴봐야 한다. 체중과 대변, 머리카락의 변화와 피로감이 바로 그것이다.

갑상선기능항진증은 모든 대사가 과해져 식욕이 왕성하며 아무리 먹어도 살이 찌지 않고 오히려 체중이 감소한다. 반면 모든 대사가 저하되는 갑상선기능저하증은 특별히 더 먹지 않는데도 계속 살이 찐다. 최근 들어 계속 살이 빠진다거나 이유 없이 체중이 증가한다고 느낀다면 갑상선호르몬 이상을 체크해볼 필요가

있다.

갑상선호르몬이 불균형하면 소화 기능이 약화되기 쉬워 대변을 보는 데도 어려움이 생긴다. 그 때문에 갑상선기능항진증의 경우는 하루에 두세 번 이상 묽은 변을 보기도 하고 설사를 하기도 한다. 반대로 갑상선기능저하증의 경우에는 대사가 감소되어 변비가 되기 쉽다. 장운동이 감소해 배변 욕구가 잘 생기지 않기 때문에 변비가 더 심해지기도 하고, 항상 속이 더부룩하며 위장 전체의 운동장애가 생기기도 한다.

머리카락이 얇아지고 빠지는 변화 또한 갑상선기능항진증과 저하의 신호일 수 있다. 모낭 세포의 분열이 억제되어 모발의 퇴행기가 빨라져 머리카락에 수분이 부족해지고 쉽게 끊어지거나 갈라지는 것이다. 특히 갑상선기능저하증의 경우 눈썹 가장자리가 심하게 얇아지는 특징이 있다.

극심한 피로감의 원인 또한 갑상선호르몬의 이상일 수 있다. 갑상선기능항진증의 경우 가슴 두근거림과 깊이 잠들지 못하는 수면장애가 동반되고, 과도한 대사로 인한 체력 소모가 심해져 몸이 피곤을 느껴도 푹 잠들지 못하게 되는 것이다. 반대로 갑상선기능저하증의 경우는 의욕이 없고 몸이 나른하면서 자꾸 잠이

오는 피로감을 호소한다.

이처럼 갑상선호르몬 이상으로 나타날 수 있는 다섯 가지 증상에 해당하는 부분이 있다면, 간단하게 목을 만지는 방법으로 갑상선의 크기에 변화가 있는지 확인해보는 게 좋다. 거울을 앞에 놓고 물을 한 모금 마신 뒤 물을 꿀꺽 삼키면서 목젖과 쇄골 사이를 잘 살펴보자. 물을 삼키는 순간 튀어나오는 갑상선의 크기를 잘 관찰하고 며칠 후 갑상선이 갑자기 커지거나 하는 변화가 나타나면 정확한 검사를 받아보는 것이 좋다.

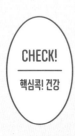

갑상선호르몬 이상 신호

	갑상선기능항진증	갑상선기능저하증
감정	불안, 신경과민	우울한 감정 지속
체중	식욕 왕성, 체중 감소	체중 증가
대변	묽은 변, 설사	변비, 위장장애
머리카락	얇아지고 빠지는 머리카락, 저하증의 경우 특히 눈썹 가장자리가 얇아짐	
피로감	가슴 두근거림, 수면장애	의욕 저하, 극심한 피로감

이유 없는 가려움증은 속병 탓이다?

나이가 들수록 왜 효자손에 절로 손이 갈까? 이유는 간단하다. 노화가 진행되면서 피부가 건조해져 몸 여기저기가 가려운 증상이 나타나기 때문이다. 또 혈액에 염증 물질이 쌓여도 피부 감각 신경을 자극해 가려움증이 유발된다. 전신 가려움증을 유발하는 대표적인 피부 질환을 꼽자면 50대 이상 중년층에게 많이 발생하는 건성 습진이나 아토피 피부염, 피부 건선 등을 들 수 있다.

그런데 딱히 이러한 피부 질환이 있는 것도 아니고 나이가 많은 것도 아닌데 전신이 가렵다면 내과 질환을 의심해봐야 한다. 특히 몇 달간, 혹은 몇 년간 나도 모르게 자꾸 여기저기 긁는 버릇이 생겼다면 꼭 확인해볼 필요가 있다. 피부 질환의 경우 염증이나 발진이 생긴 특정 부위만 가려운 반면 내과 질환으로 인한 가려움증은 가려운 부위가 옮겨 다니면서 전신이 가렵기 때문이다.

가려움증을 유발하는 내과 질환 중 하나는 당뇨다. 실제로 피부가 가려워 병원에 갔다가 당뇨를 발견하는 사람이 의외로 많다. 당뇨는 땀 같은 체액에 당 성분이 많아 땀을 흘리고 나면 피부 표면에서 세균이 당 성분을 먹고 증식해 감염을 일으키게 하고,

염증에 반응하는 히스타민이 분비돼 가려움증이 발생한다. 이런 경우는 살이 접혀 땀이 차기 쉬운 목이나 팔꿈치 안쪽, 사타구니 같은 곳에 가려움증이 생기기 쉽고, 항문이나 음부 주위가 가려운 것이 특징이다. 이외에도 당뇨 합병증 때문에 가려움증이 생기는 경우도 있다. 당뇨성 신경병증은 감각 신경에 문제가 생기는 병이다. 갑자기 찌르는 듯한 통증이 느껴지기도 하고 벌레가 기어가는 것처럼 가려운 증상이 나타나기도 한다. 특히 하체에 거의 땀이 나지 않기 때문에 다리나 발이 건조해져 가려움증이 생길 수 있다.

간 이상 또한 가려움증의 원인일 수 있다. 간 기능이 떨어져 체액 분비량이 줄어들면 세포에 수분이 충분히 공급되지 못하고 피부 세포를 건조하게 만들어 가려움증이 발생하는 것이다. 특히 간 수치가 높은 알코올성 간 질환, 바이러스성 간염 같은 만성질환이 있는 사람은 하루 종일 몸을 긁을 정도로 피부 건조와 가려움증을 호소하는 경우가 많다. 눈 흰자나 피부가 노랗게 변하면서 피부 가려움증이 동반된다면 특히 주의해야 한다. 피부가 노래지는 황달은 쓸개즙의 색조 빌리루빈이 원활하게 배출되지 않아서 일어나는 것으로 간세포가 손상되면 혈중 빌리루빈의 양이

많아지면서 간이 감당할 수 없어 피부가 노랗게 변하는 것이다. 피부가 노래지면서 가려움증이 느껴진다면 하루빨리 병원을 방문해 간 수치를 검사해보길 바란다.

세 번째, 담도가 막혀 담즙이 정체될 때도 가려움증이 발생할 수 있다. 간에서 생성된 담즙은 담도를 거쳐 쓸개에 저장된다. 담석이나 담도암 같은 덩어리가 담도를 막으면 담즙이 정체될 수 있다. 이렇게 되면 담즙이 혈관을 타고 역류해 전신을 돌아다니면서 가려움증을 유발한다. 이 경우에도 담즙의 색소인 빌리루빈 때문에 눈 흰자위와 손발이 노랗게 변하는 게 특징이다. 가려움증과 함께 명치나 우측 상복부에서 등까지 뻗치는 통증이 갑자기 나타났다가 사라지는 증상이 동반되기도 한다. 담도가 막히면 간 기능까지 저하될 뿐만 아니라 심하면 패혈증을 일으켜 생명을 위협할 수도 있으니 이런 증상이 나타나면 지체 말고 병원에서 검사를 받아보길 권한다.

기능이 70%가량 감소해도 특별한 증상이 나타나지 않는 콩팥의 기능이 크게 떨어져, 신장에서 걸러내야 하는 노폐물이 몸속에 남아 있어도 가려움증이 나타난다. 신장에서 거르지 못하고 몸에 남는 독소인 요독이 땀과 피지를 분비하는 한선과 피지선을

위축시켜 피부 건조증을 유발하게 된다. 특히 만성 신부전증 환자들의 경우 등과 팔, 다리와 가슴, 얼굴 등 전신에 참을 수 없을 정도로 심한 가려움증이 나타난다. 실제로 말기 신부전 환자의 50~90%가 요독으로 가려움증을 호소한다는 통계가 보고된 바 있다. 가려움증과 함께 이유 없이 피곤하고 야뇨증이 심해지며 조금만 움직여도 숨이 차는 호흡곤란이 나타난다면 콩팥 건강을 반드시 확인해봐야 한다.

마지막으로 갑상선 기능 이상 역시 가려움을 유발할 수 있다. 갑상선기능항진증 환자 중 절반가량이 가려움증을 호소하는 것으로 알려졌는데, 갑상선 기능이 항진되면 신진대사가 과잉돼 혈류량이 많아지고 피부 온도를 높이는 과정에서 피부 속에 있는 가려움증 유발 물질인 히스타민이 자극받아 가려움증을 일으킬 수 있는 가능성이 학계에 보고되었다. 자꾸 살이 빠지고 이유 없이 피곤하면서 전신이 가렵다면 갑상선호르몬 검사를 받아보는 것도 좋다.

가려움증을 유발하는 몸속 질환이 이처럼 다양한 만큼 피부에 특별한 문제가 없는데도 가려움증이 심할 때는 무조건 연고나 로션만 바르며 참지 말고 몸속 장기 이상을 꼭 확인해봐야 한다.

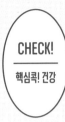

이유 없는 가려움증을 유발하는 내과 질환 ————

당뇨, 간 이상, 담석, 콩팥 이상, 갑상선 이상

자도 자도 피곤하면 림프 건강을 의심하라

병은 없는데 항상 골골한 사람이 있다. 사시사철 계절이 바뀔 때마다 감기에 걸리고 조금만 피곤해도 인후통이 온다. 입 냄새도 있고 여기저기 쑤시며 딱히 피부 질환도 없는데 피부가 가려워 자꾸 긁게 된다. 잠을 자도 피곤하고 부기가 잘 빠지지 않고, 심지어 저녁을 굶고 자도 아침에 팅팅 부어 있으며 부종이 너무 심할 때는 하다못해 가슴까지 붓는다. 얼굴에 항상 홍조가 있고 크고 작은 트러블도 자주 올라온다. 상처가 나면 잘 안 낫고 잘 곪는다. 병원에 가서 얘기하기도 애매한 이러한 증상, 보통 '몸이 좀 안 좋다.'라고 하는 상태가 오랜 기간 지속되면 내 몸의 전체적인 시스템이 잘 돌아가고 있는지 확인해봐야 한다.

우리 몸에는 두 가지 관이 있다. 하나는 혈액이 흐르는 혈관이고 다른 하나는 림프가 흐르는 림프관이다. 많은 사람들이 혈관 건강에는 관심을 많이 가지는 반면 림프관은 홀대하기 일쑤인데, 혈관만큼 중요한 것이 바로 림프관이다. 혈관이 우리 몸 곳곳에 영양분과 산소를 전달한다면, 림프는 우리 몸의 노폐물, 독소를 수거해 몸 밖으로 배출하도록 이동시키는 역할을 한다. 한마디로

인체의 하수처리장인 셈이다.

　림프관은 온몸에 광범위하게 퍼져 있다. 피부 바로 밑에 림프 선이 있고 혈관이 있는 신체의 거의 모든 기관에 림프 혈관이 있을 정도다. 상처가 났을 때 피가 멈추고 나면 투명한 진물이 나온다. 그게 바로 피부 밑 림프선을 흐르던 림프액이다. 상처가 낫는 과정에서 생기는 고름 또한 병균과 싸우다 장렬하게 전사한 림프액 속 대식세포의 무덤이라고 보면 된다. 이렇게 림프관에서는 몸속 물을 흡수하면서 노폐물이나 세균, 바이러스, 산화지방, 단백질 등 온갖 쓰레기를 걸러낸다.

　이 과정에서 면역 세포가 세균을 먼저 처리한다. 피부 밑부터 흘러온 림프액이 림프절이라는 곳에 도착한다. 무릎 뒤와 사타구니, 복부와 겨드랑이, 쇄골과 귀 뒷부분 등 팔다리의 주요 관문에 위치한 림프절은 하수처리장의 정수장 같은 곳이다. 여기서 포식 세포가 바이러스에 감염된 세포와 암세포를 잡아먹고 다른 이물질을 제거하는 동시에 우리 몸에 침입한 항체에 대한 항원을 만들어낸다.

　림프절에서 정화된 림프액은 쇄골 밑 대정맥으로 흘러가 혈액에 합쳐지게 되고 최종적으로 소변으로 배출된다. 혈액이 우리

몸을 한 바퀴 도는 데 걸리는 시간은 1분밖에 되지 않는다. 하지만 림프액은 1초에 1cm 정도 움직인다. 혈액의 순환 속도에 비하면 거의 나무늘보 수준이다. 그런데 림프액이 정체되면 어떻게 될까? 수분이 정체되어 붓기 시작한다. 정수장에서 제대로 일을 하지 못하니 이물질 농도도 높아져 림프관에 노폐물, 지방, 세포, 단백질이 엉겨 붙어 림프관을 비좁게 만들고 림프액의 흐름이 더욱 느려진다. 그래서 생기는 것이 바로 셀룰라이트다. 한번 생기기 시작하면 점점 번지듯 늘어난다. 그러면 부기가 빠지지 않고 셀룰라이트가 늘어나면서 더욱 붓게 되고 만성 염증이 지속되는 상태가 된다. 림프의 면역 기능이 점점 떨어지는 것이다. 우리 몸의 하수처리장이 제대로 돌아가지 않으면 어떻게 될까? 제거되지 않는 만성 염증으로 인한 비만, 심혈관 질환, 우울증과 치매 등등 다양한 질환으로 진행될 가능성이 높아진다.

그렇다면 내 림프 기능이 많이 저하되었다는 신호는 어떻게 올까? 부종으로 온다. 림프 부종의 첫 신호는 한쪽 팔이나 다리가 무겁고 아픈 증상이다. 심장박동에 따라 아픈 경우도 있다. 왼쪽이면 왼쪽, 오른쪽이면 오른쪽, 한쪽만 아프다는 것이 특징이다.

갑자기 손가락이나 손목, 발목이 뻣뻣해지면서 구부리기 힘들

어지는 증상 역시 림프 기능 저하 신호일 수 있다. 어느 날 갑자기 한쪽 손 손가락이 팅팅 부어서 주먹이 잘 안 쥐어지는 경우가 있다. 타박상이나 염좌가 아닌데 뻣뻣하면서 주먹이 쥐어지지 않는 경우다. 이런 경우도 림프 부종 가능성을 의심해볼 수 있다.

마지막으로 아침에 일어나자마자 넓적다리나 팔 안쪽을 꾹 눌러보자. 누르면 쑥 들어가서 다시 나오는 데 시간이 좀 걸리거나 피부를 누를 때 땅땅한 느낌이 든다면 림프 기능 저하를 의심해볼 수 있다.

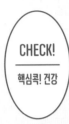

림프 건강 이상 신호

환절기마다 감기에 잘 걸린다.

조금만 피곤해도 인후통이 온다.

입 냄새가 있다.

몸 여기저기가 쑤신다.

피부 질환이 없는데 피부가 가려워 긁게 된다.

푹 자고 쉬어도 피로가 풀리지 않는다.

부기가 잘 빠지지 않고 부종이 심하다.

얼굴에 항상 홍조가 있고 트러블이 자주 올라온다.

상처가 나면 쉽게 낫지 않고 잘 곪는다.

쉰 목소리는 암의 징후다?

남들보다 말을 많이 하는 직업이다 보니 목이 자주 붓고 목이 쉬거나 잠기는 편이다. 요즘도 계속 말을 했더니 목소리가 갈라지는 증상이 며칠째 계속되어 쉬면서 따뜻한 물을 자주 마셨더니 금방 가라앉았다.

그런데 말을 많이 하지도 않고 목에 무리가 가지도 않았는데, 갑자기 이유 없이 쉰 목소리가 나거나 평소와는 다른 목소리가 나온다면 암의 징후일 수 있다. 바로 후두암이다.

후두암과 목소리는 알고 보면 아주 밀접한 관계가 있다. 후두는 목 앞쪽에 있으며 입안과 식도 사이에 있는 소화기관으로 음식과 공기가 통하는 통로인 인두와 기관을 연결하는 역할을 한다. 즉 목소리를 내고 숨을 쉬는 데 가장 중요한 역할을 하기 때문에 후두에 암이 발생하면 주로 발성과 호흡에 큰 지장을 준다. 보통 목소리가 갈라지거나 쉰 목소리가 나더라도 물을 마시고 쉬면 대부분 원상태로 돌아간다. 그런데 쉰 목소리가 2주일 이상 계속되거나 목 주변이 불편하고 음식을 삼키기 힘들며 헛기침이 자꾸 나온다면 단순한 감기 증상으로 넘기지 말고 반드시 병원을 찾아

가 정밀 검사를 받아야 한다. 후두암일 가능성이 높기 때문이다.

후두암의 원인은 사실 정확하게 밝혀지지 않았으나 오랜 흡연과 잦은 음주가 가장 높은 위험 요인으로 알려져 있다. 특히 흡연은 성대 점막을 자극하고 손상시켜 목소리를 쉬게 하고 후두암에 직접적인 영향을 끼친다. 건강보험심사평가원 통계에 따르면 2016년에 후두암 진단을 받은 예를 살펴보니 남성이 여성보다 무려 16배나 많았다.

무심코 지나칠 수 있는 증상이 때로는 암을 부르는 죽음의 신호일 수 있다. 그러니 지금 내 몸의 상태가 어떤지, 평소와는 다른 이상한 증상은 없는지 꼼꼼히 자가 진단하고 유심히 살펴보는 게 중요하다. 내 건강은 내가 미리미리 체크해 호미로 막을 것을 가래로 막는 일은 없어야겠다.

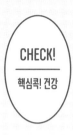

낫지 않는 쉰 목소리는 후두암 전조 증상?! ————

쉰 목소리가 낫지 않고 14일 이상 지속되거나 목 주변이 불편하고 음식을 삼키는 것이 힘들며 헛기침이 자꾸 나온다면 후두암 초기 증상을 의심해볼 수 있다.

2
Session

건강10적과 비책10
: 일상 속 혁명의 시간

통합(Holistic), 본초(Herbal), 치유(Healing)
지피지기(知彼知己)면 백전백승(百戰百勝)!

팔팔 백 세를 꿈꾼다면
방치하면 큰 병 되는 '건강 10적'과
오늘부터 이별하라!

몸을 살피면 건강이 보인다

숨은 당뇨 : 인슐린 저항성

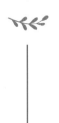

나도 모르게 당뇨가 진행되고 있다

혈관과 신경을 망가뜨려 수많은 합병증을 부르는 당뇨병은 한 번 걸리면 평생 관리해야 하는 무서운 질환이다. 그런데 식습관의 변화로 우리나라 성인 5명 중 1명이 앓을 만큼 흔한 질병이 됐다. 당뇨는 말 그대로 혈당이 높아져 핏속에 있는 당이 넘치다 못해 소변으로 나오는 병이다. 보통 정상 혈당은 8시간 이상 공복 혈당이 100mg/dL 미만, 식후 2시간 혈당이 140ml/dL 미만으

로 공복 혈당이 126mg/dL 이상이거나 식사와 관계없이 혈당이 200mg/dL 이상이면 당뇨로 진단한다.

당뇨병이 생기는 주된 원인은 우리 몸의 에너지 저장 호르몬인 인슐린이 제 기능을 못하는 인슐린 저항성 때문이다. 식사로 당을 섭취하면 우리 몸은 남아도는 당을 나중에 쓰기 위해 세포에 넣어 저장한다. 바로 이때 인슐린 호르몬이 세포 안에 당을 넣는 열쇠 역할을 한다. 그런데 혈당 지수가 높은 음식을 섭취하면 혈중 포도당 수치가 급증하고, 혈당을 낮추기 위해 인슐린 농도가 치솟는 이른바 인슐린 스파이크가 발생한다. 하지만 인슐린을 많이 분비해도 한꺼번에 들어온 포도당을 세포가 모두 에너지원으로 사용할 수 없기 때문에 남은 당은 간이나 근육, 복부 등에 저장된다. 문제는 이렇게 간과 근육, 복부에 지방이 많이 쌓이면 인슐린 저항성이 증가한다는 것이다. 인슐린 저항성이 커지면 쉽게 배가 고프다고 느껴 식욕이 폭발하는 반면 에너지를 절약해야 하기 때문에 활동성을 감소시켜 결국 비만으로 이어지고, 당뇨와 같은 온갖 대사 질환을 부른다.

이처럼 당뇨병은 잘못된 습관으로 혈당 조절 기능이 서서히 망가지는 것이라 보통 발병 전 5년에서 10년 사이에 전 단계가

나타난다. 당뇨 전 단계인 사람들은 8시간 이상 공복 상태의 혈액을 검사하면 정상으로 나와 그대로 방치하기 쉽지만, 대부분 식후 혈당이 정상 범위를 벗어나며 아주 서서히 당뇨가 진행된다. 이 때문에 몸에서 보내는 전조 증상을 빨리 알아채 당뇨병까지 이르지 않도록 관리하는 것이 무엇보다 중요하다.

은밀한 당뇨의 신호 중 첫 번째는 갑자기 살이 찌는 증상이다. 평생 마른 몸매를 유지하다 갑자기 살이 무섭게 찌는 경우가 있다. 대부분 허기가 원인일 때가 많다. 인슐린 저항성이 생기면 우리 몸은 인슐린이 부족하다고 판단한다. 그렇게 되면 과잉 분비된 인슐린에 의해 허기와 공복감을 느끼게 되고, 그때마다 뭔가 먹으면서 살이 찌는 악순환이 반복된다.

심한 식곤증 역시 당뇨의 전조 증상일 수 있다. 인슐린이 과잉 분비되면 저혈당 상태가 되고, 이때 가장 타격을 받는 것이 뇌다. 우리 몸에서 가장 많은 에너지를 쓰는 기관인 뇌는 오로지 당만 에너지로 사용하기 때문에 저혈당 상태에서 뇌에 적절한 당이 공급되지 않으면 심한 식곤증이 올 수 있다. 또 당을 제대로 저장하지 못한 몸이 비상사태라고 인식해 당을 계속 축적하려 들기 때문에 탄수화물에 대한 갈망이 심해지기도 한다. 밥에 대한 집착

이 생기고 면이나 빵을 보면 과식하기 일쑤이며 사탕이나 과자 같은 단 음식이 없으면 불안해지기도 한다.

전신 무력감도 인슐린이 제 기능을 못한다는 신호일 수 있다. 인슐린이 나중에 쓸 에너지를 비축하기 위해 세포에 당을 저장하는 역할을 제대로 하지 못하면 몸의 에너지 효율이 떨어지기 때문이다. 몸 안에서 에너지가 원활하게 이용되지 않기 때문에 늘 피곤하고 늘어지는 전신 무력감이 나타난다.

잘 낫지 않는 상처나 염증 또한 혈당이 높을 때 나타나는 대표 증상이다. 콧속이나 입속처럼 부드러운 피부에 생긴 염증이 잘 낫지 않고, 상처 역시 쉽게 덧나 아무는 시간이 예전보다 오래 걸린다. 민감한 사람들은 과식하거나 국수, 빵, 단 음식을 많이 먹으면 가려움을 느끼기도 한다. 이런 사람들은 혈당이 높아지거나 당뇨병이 생기는 과정일 수 있다.

이런 당뇨 전조 증상이 보인다면 빨리 혈당을 체크해보는 것이 좋으며, 공복이 아닌 식후 1시간 혈당을 재야 좀 더 정확한 결과를 얻을 수 있다. 특히 당뇨 가족력이 있다면 세심한 주의가 필요하다.

당뇨 유발 습관을 멀리하라

인슐린 저항성의 함정에 빠지지 않기 위해서는 무엇보다 당뇨를 유발하고 악화시키는 생활 습관을 최대한 멀리해야 한다.

당뇨병을 키우는 잘못된 습관 중 첫 번째는 아침 식사 거르기다. 아침을 거르면 식사를 한 날보다 점심 후 혈당 수치가 큰 폭으로 증가하면서 당 수치를 안정시키기 위해 인슐린도 더 많이 분비된다. 인슐린이 많이 분비되면 혈당 수치가 급격히 떨어지고, 다시 당을 충전할 음식을 찾게 되면서 혈당 수치의 급등락이 반복되는 혈당 스파이크가 나타난다. 이러한 극단적인 혈당의 변화가 만성화되면 인슐린 저항성이 나타나 당뇨병 발병 가능성을 크게 높임과 동시에 혈관도 손상시켜 심혈관 질환과 돌연사까지 부를 수 있다. 이 때문에 시간이 부족하고 입맛이 없더라도 아침을 꼭 챙겨 먹는 것이 당뇨의 예방과 관리에 아주 중요한 역할을 한다.

이왕이면 아침은 탄수화물 대신 단백질의 섭취량을 늘리는 것이 이롭다. 평소 밥과 국, 반찬을 고루 갖춰 아침을 먹는다면 먼저 채소로 위장을 깨우고 달걀 프라이 등으로 단백질을 보충한 뒤 마지막으로 밥과 같은 탄수화물을 먹는 '채단탄' 순서로 바꿔

보자. 채소에 풍부한 식이 섬유가 장에 벽을 만들어 당의 흡수를 억제하고, 단백질은 소화와 관련된 호르몬인 인크레틴을 더 많이 분비시켜 탄수화물이 소장에서 흡수되는 시간을 늘려주는 효과를 기대할 수 있다. 똑같은 음식이라도 먹는 순서를 바꾸면 혈당을 낮추고 다이어트에도 도움이 된다. 식후 15분 이상 가벼운 운동 역시 손이나 다리 쪽으로 혈액을 이동시켜 소화가 천천히 되게 하고 당분 흡수를 지연시켜 혈당 스파이크를 방지한다.

새벽 1시 이후에 자는 습관 또한 당뇨 발병 위험을 높일 수 있다. 국내 연구 팀이 당뇨병이 없는 40~69세 3,689명을 대상으로 밤 11시 전, 밤 11시에서 새벽 1시 사이, 새벽 1시 이후 등 잠드는 시간에 따라 세 그룹으로 나눠 약 12년간 당뇨병 발생률을 추적 관찰했다. 그 결과 새벽 1시 이후에 자는 그룹은 11시 전에 자는 그룹에 비해 당뇨병 발생 위험이 평균 1.34배 높은 것으로 나타났다. 특히 65세 이상인 사람과 인슐린 저항성이 높은 당뇨병 고위험군에서는 위험성이 2~4배 이상 급증했다. 늦게 잠들면 수면의 질이 떨어지고 수면 시간 또한 부족해 대사장애의 위험이 증가할 수밖에 없다. 또 깨어 있는 동안 음주와 야식을 즐기게 돼 혈당 관리가 어렵고, 컴퓨터나 TV 등의 빛에 노출되면 멜라토닌 분

비량이 감소해 인슐린 분비에도 영향을 미칠 수 있기 때문이다.

코골이 역시 인슐린 저항성을 키울 수 있다. 국내 연구 팀이 40~49세 중·장년 남성 중 비만과 고혈압이 없는 2,719명을 대상으로 코골이와 당뇨병의 연관성을 조사했다. 그 결과 일주일에 네 번 이상 습관적으로 코골이를 하는 사람이 그렇지 않은 사람보다 인슐린 기능이 떨어지는 것으로 나타났다. 정확한 연관성에 대해서는 더 많은 연구가 필요하겠지만, 코골이도 당뇨 발생의 요인이 될 수 있으니 적극적인 치료가 필요하다.

잘못된 양치 습관도 당뇨 발병에 영향을 미친다. 한 대학 병원 연구 팀이 2003년부터 2006년까지 국가 건강검진을 받은 18만 8,000여 명의 건강보험 빅데이터를 10년간 분석한 결과, 하루 세 번 이상 양치질을 하는 성인은 한 번 미만으로 한 사람에 비해 10년 내 당뇨병 발생 위험이 8% 정도 낮았다. 특히 양치질 횟수와 당뇨병의 연관성은 남성보다 여성이 높았는데, 하루 세 번 이상 양치질을 한 여성은 한 번 미만으로 한 여성보다 당뇨병 발병 위험이 15%나 낮았다. 치주 질환이 있거나 구강 위생 상태가 좋지 않으면, 구강의 박테리아와 세균이 혈액으로 침투해 일시적인 균혈증(균이 혈액 속에 들어가 온몸을 순환하는 상태)과 전신 염증 반응을

유발할 수 있다. 이러한 전신 염증 반응은 당뇨병 발병과 깊은 연관이 있기 때문에 양치질은 반드시 하루 세 번 이상 해야 한다.

팔다리의 근육량 감소도 당뇨 발병률을 높일 수 있다. 근육은 우리 몸에서 혈당을 가장 많이 소모하는 조직이다. 그중에서도 몸 전체 근육의 30%를 차지하는 허벅지 근육은 섭취한 포도당의 70% 정도를 소모하므로 허벅지 근육이 클수록 당을 잘 흡수해 사용하게 된다. 게다가 허벅지 근육은 몸속 노폐물을 없애는 소각장과 당을 저장하는 창고 역할까지 겸하기 때문에 당뇨병 예방에 근육 관리만큼 효율적인 것도 드물다. 허벅지 근육을 키우기 위해서는 다리를 어깨너비로 벌려 무릎을 굽혔다 펴는 동작을 반복하는 스쿼트 운동이 효과적이다. 만약 근육이 많이 약하다면 벽에 등을 대고 앉았다 일어서는 동작이나 발의 앞부분만 딛고 계단을 오르는 쉬운 운동부터 시작해보자.

"아침 거르지 마라! 일찍 자고 일찍 일어나라! 하루 세 번 양치해라! 운동 열심히 해라!"

모두 어릴 때부터 부모님께 귀가 따갑게 듣던 잔소리다. 이러한 기본적인 생활 습관만 유지해도 당뇨의 예방과 관리가 한결 수월해진다. 자기 관리가 곧 당뇨의 명약인 셈이다.

당뇨 예방을 돕는 음식

천연 인슐린이라고 불리는 여주는 당뇨를 예방하는 데 도움을 주는 식품이다. 한의학에서 특유의 쓴맛 때문에 고과라 부르는 여주에는 식물성 인슐린인 P-인슐린과 사포닌의 일종인 카란틴이 많아 당뇨를 극복하는 데 도움을 준다. 이 두 성분은 간에서 포도당이 연소되는 것을 돕고 당이 체내에서 재합성되지 않도록 해 혈당을 낮추는 역할을 한다. 다만, 여주는 성질이 매우 차기 때문에 몸이 허약하거나 임신 중인 사람은 피하는 것이 좋으며 하루에 6~15g 이상 섭취하지 말아야 한다.

신맛이 강한 오미자 역시 당뇨 예방에 좋은 본초다. 곰팡이가 피거나 이물질이 섞이지 않게 잘 건조한 오미자를 충분히 우려 차로 마시거나 곱게 가루 내 천연 양념으로 활용하면 좋다. 차로 즐길 때는 간혹 시고 쌉싸래한 맛 때문에 설탕을 많이 타는데, 이는 자칫 오미자의 효능을 떨어뜨리고 혈당을 높일 수 있기 때문에 삼가야 한다. 오미자는 대체로 부작용 없는 약재에 속하나 중추신경계나 교감신경계에 영향을 주어 오래 복용하면 신경 흥분이나 불면 증상이 나타날 수 있으니 주의해야 한다.

체내 인슐린 분비를 정상화하는 데 도움을 주어 혈당 조절 및 당뇨 예방에 이로운 이눌린이 풍부한 돼지감자도 효과가 좋다. 수용성 식이 섬유인 이눌린은 위에서 소화되지 않고 바로 장으로 내려가 장 속 당과 지방의 흡수를 막고 지연시켜 당뇨병과 고지혈증을 완화하는 데 도움이 된다. 이눌린은 열을 가할수록 추출이 더 잘되기 때문에 차로 끓여 마시는 것이 좋다. 다만, 공복에 너무 많은 양을 섭취하면 혈당 수치가 급격히 낮아질 수 있어 평소 저혈당이거나 혈당 관련 약을 먹고 있다면 주의가 필요하다.

　　혈당 수치를 낮추는 인슐린과 유사한 역할을 하는 폴리페놀이 풍부한 계피 역시 혈당을 안정적으로 조절하는 데 도움을 준다. 따뜻한 물에 우리거나 달여 먹으면 효과가 좋다. 다만, 계피는 몸을 따뜻하게 해주는 약초로 몸에 열이 많은 사람에게는 잘 맞지 않는다.

당뇨에 고구마와 과일, 먹어도 될까?

대표적인 저혈당 식품인 고구마는 혈당 관리에 좋다고 알려져 일부러 챙겨 먹거나 밥 대신 섭취하는 사람이 의외로 많다. 하지만 혈당 조절 시스템에 문제가 생겨 당뇨 진단을 받은 경우 무심코 먹은 고구마가 혈당 폭탄이 될 수 있다. 고구마는 식이 섬유도 풍부하지만 혈당을 높이는 당질도 많은 편이기 때문이다. 중간 크기의 고구마 1개에는 밥 한 그릇 정도에 해당하는 당질이 함유되어 있다. 게다가 찌거나 구우면 고구마의 전분이 소화가 잘되는 호화전분으로 전환되어 흡수와 분해가 빨라지면서 혈당 지수 또한 치솟기 때문에 당뇨에 좋다고 얘기할 수 없다. 이처럼 몸에 좋은 고구마도 과유불급이다. '고구마 하나는 밥 한 공기다.'라 생각하고 섭취량을 적당히 조절하자.

당뇨를 앓는 사람 중 혈당 때문에 맛있는 과일을 먹지 못해 속상해하는 이들이 많다. 당뇨가 있는 사람은 정말 과일을 먹지 못할까? 그렇지 않다. 비타민과 무기질이 풍부할 뿐 아니라 항산화 성분과 식이 섬유 등 많은 장점을 품은 과일을 무조건 멀리하는 것은 오히려 건강관리에 좋지 않을 수 있다. 그렇다면 당뇨병이

있는 사람은 과일을 어떻게 먹어야 할까? 일단 주치의와 상의해 과일의 종류와 섭취량을 꼼꼼히 체크한 후 사과나 배 같은 단단한 과일을 식전 공복에 잘 씹어 먹는 방식으로 섭취하면 된다. 당이 많고 과육이 부드러워 대충 씹어 빨리 삼킬 수 있는 과일은 혈당을 급격하게 올릴 수 있어 가급적 피해야 한다. 반대로 사과나 배처럼 단단한 과일은 섬유질을 이루는 세포 조직이 질기고 촘촘해 몸속에서 소화 흡수가 천천히 진행돼 혈당 지수가 급격히 치솟지 않는다. 보통 과일을 식후 입가심용으로 먹는데, 이는 인슐린을 과도하게 분비시키고 당뇨 합병증의 위험성을 키울 수 있는 만큼 식후 과일은 자제하고 공복에 먹는 게 좋다.

한 가지 더 보태자면 섬유질이 없어 건강한 사람의 혈당도 높일 수 있는 주스나 즙보다는 씹어서 천천히 섭취하는 게 혈당 관리의 지름길이다.

click!
건강 따라잡기

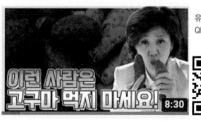

유튜브 영상
QR코드

건강 2적과 비책 2

지긋지긋한 만성 위장병 : 식적

원인 모를 위장병, 식적을 의심하라

속이 항상 더부룩하고 가스가 잘 차며, 명치 쪽이 쓰리고 신물
이 넘어오는 위장병 증세가 지속된다. 그런데 병원에 가서 검사
를 해도 별다른 이상 소견이 없고, 위장약을 복용해도 좀처럼 낫
지 않는다면 식적을 의심해봐야 한다. 내시경으로 볼 때는 큰 이
상이 없지만, 위장에 찌꺼기가 생기고 부패하면서 발생하는 독성
물질인 담이 위장 외벽에 축적돼 위가 굳으면서 각종 위장 질환

을 일으킨다.

이러한 식적은 단순한 체기인 식체와는 다르다. 우리가 흔히 불편한 상태에서 식사를 하거나 찬 음식을 급하게 먹어 속이 갑갑하고 아프다고 느껴질 때 체했다고 하는데, 이게 바로 식체다. 이럴 때는 소화제를 먹거나 손가락을 따면 속이 시원해진다. 식적은 이러한 식체나 음식에 의한 손상이 반복적으로 나타나고 통증이 심해지며 배 속 깊은 곳에서 덩어리 같은 것이 만져지는 것이 특징이다.

문제는 음식을 급하게 먹거나 많이 먹고, 제대로 씹지 않는 잘못된 식습관으로 식적이 생기면 정상적인 신진대사에 문제가 발생하면서 생각지도 못한 질병이 나타난다는 것이다. 위장 운동성이 현저히 떨어져 동맥경화와 당뇨, 자궁 질환을 야기할 수 있으며 나아가 위암으로 진행될 수도 있다.

그렇다면 신진대사가 잘 안 되어 발생하는 식적은 어떤 증상을 불러올까?

일단 식사를 한 후 배가 더부룩할 때가 많다. 식적은 평소 뭔가 막혀 있고 신진대사가 잘 안 되며 항상 배 속에 음식이 쌓여 있는 것이기 때문에 그 상태에서 무언가를 더 먹으면 더부룩함을 느낄

수밖에 없다.

몸이 무겁거나 잘 부어도 식적을 의심해볼 수 있다. 밥만 먹었다 하면 어디든 눕는 사람들이 있다. 한번 누우면 좀처럼 일어나기 힘들어한다. 음식이 몸 안에 잔뜩 쌓여 돌지 않으니 몸이 무거워질 수밖에 없다. 또 몸 안에 음식이 정체하면 비장이 가장 먼저 피해를 받고 그다음은 신장이다. 그렇게 되면 수액 대사에 문제가 생겨 몸이 잘 붓는다. 몸이 부으면 부종을 해결하기 위해 소변을 자주 보게 되고, 잦은 소변은 관절 통증을 불러일으키기도 한다.

체중이 증가하는 속도 역시 빨라진다. 특히 배가 나오는 속도가 상당해 근래 유난히 배가 나왔다면 식적을 의심해봐야 한다.

식사를 하고 나면 자주 체하는 사람들이 있다. 대부분은 음식을 급하게 먹기 때문이지만, 식적이 자주 발생하면 나중에는 천천히 먹어도 잘 체하게 된다.

식적이 있는 경우 밥을 먹다가 화장실에 가는 일이 잦다. 몸 안에 정체된 음식이 새로운 음식이 들어오면 밀려 나가게 되어 급작스럽게 화장실에 가고 싶은 느낌이 드는 것이다. 그런데 화장실에 가도 배 속이 시원해지지 않는다는 것이 문제다. 이 때문에 식적을 해결하면 변비도 개선되는 경우가 많다.

식적을 다스리는 위장 마사지

아무래도 배 속에서 덩어리 같은 게 느껴지면 겁도 나고 불편하기 마련이라, 덩어리가 있는 부위를 마구 주무르고 꼬집고 때리는 경우가 많다. 하지만 강하게 자극을 주는 것은 도움이 되지 않을뿐더러 오히려 예민한 위장을 자극할 수 있다. 식적으로 만져지는 덩어리는 마사지만으로는 없어지지 않는다. 하지만 위장 컨디션을 좋아지게 하는 마사지는 식적 증상 완화에 도움을 줄 수 있다. 덩어리를 푸는 데만 집중하지 말고, 위장의 긴장과 스트레스를 풀어 소화 컨디션 자체를 끌어올리는 마사지가 더 도움이 된다.

마사지를 할 때 중요한 점은 일단 배를 따뜻하게 해주는 것이다. 배가 차면 위와 장의 연동운동이 잘 이루어지지 않기 때문에, 가스가 차서

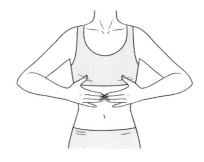

중완혈 마사지

팽팽해진 복부에 더 자극을 줄 수 있다. 손도 따뜻하게 해주자. 장 마사지를 할 때는 바닥이나 침대에 누워 양 무릎을 세운 자세를 취하는 것이 좋다. 일과 중이라면 앉거나 선 자세로 해도 된다.

우선 윗배를 마사지한다. 배 위쪽에 덩어리가 잡히거나 음식을 먹으면 소화가 잘 안 되고 신물이 올라오는 사람, 트림이 자꾸 나오고 잘 체하는 이들에게 좋다. 명치와 배꼽의 중간 부위를 찾아 10분간 손바닥으로 원을 그리면서 부드럽게 쓰다듬어준다. 그리고 5분간 꾹꾹 눌러준다. 중완혈은 위장의 기운을 반영하는 경혈로 소화에 아주 중요한 포인트다. 쉽게 예를 들자면, 갑자기 속

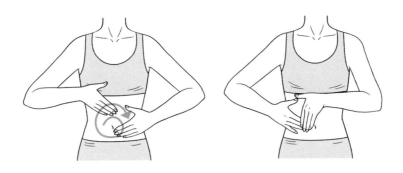

아랫배 마사지

이 답답하고 울렁거리는데, 체한 건지 다른 곳의 문제인지 알쏭달쏭할 때 중완혈을 눌러보면 체기 여부를 알 수 있다. 중완혈을 눌렀을 때 통증이 있거나 답답한 느낌이 들면 체한 거라고 보면 된다. 평소 위장이 약한 사람들도 중완혈을 자극하면 통증을 느낀다. 중완혈을 누르면서 그 주변을 원을 그리듯 지그시 눌러줘도 좋다.

두 번째로 아랫배 마사지를 한다. 변비가 있거나 설사를 자주 하고, 가스가 잘 차거나 생리통이 심한 이들에게 좋다. 아랫배를 시계 방향으로 큰 원을 그려가며 부드럽게 쓸어주면 된다. 두 손바닥을 배꼽 위에 대고, 시계 방향으로 크게 원을 그린다. 10분 정도 반복한 후 이번엔 배꼽을 중심으로 시계 방향으로 작은 원을 10분간 그린다. 그러면 음식물이 움직이는 방향으로 부드럽게 자극을 주어 장운동을 촉진할 수 있다. 마사지를 하면서 유난히 딱딱한 부분을 기억해두자.

세 번째는 스폿 마사지다. 앞선 마사지 시 유난히 딱딱하거나 덩어리가 만져진 곳 위에 손바닥을 올려놓고 손의 온기가 전해질 때까지 가만히 얹어놓는다. 그리고 10분간 딱딱한 곳을 부드럽게 문지른다.

때리거나 꼬집어서는 절대 안 된다. 위장이 차 있을 때보다는 소화가 어느 정도 됐거나 비어 있을 때 하는 게 좋다. 식사 직후보다는 아침 공복이나 식사 2시간 후, 잠자기 전에 해주면 효과적이다.

반드시 고쳐야 할 식후 습관

우리가 무심코 반복하는 몇 가지 잘못된 식후 습관이 위장 건강을 해칠 수도 있다.

그중 첫 번째는 후식으로 과일을 먹는 것이다. 식후에 과일을 먹으면 식사로 먹은 음식 위에 과일이 쌓여 발효되면서 가스가 차고, 위에 부담을 준다. 이 때문에 과일은 식후 배부를 때 먹는 게 아니라 배고플 때 밥 대신 먹거나 포만감을 주기 위해 식사 30분 전에 섭취하는 것이 좋다.

입가심 커피 또한 위장 건강에 해로울 수 있다. 커피의 타닌 성분이 철분 흡수를 방해하기 때문이다. 홍차와 녹차에도 들어 있는 타닌은 철분과 결합하면 인체에 흡수되지 않고 소화불량을 유발하기도 한다. 철분은 흡수율이 높지 않은데, 커피나 차의 타닌 때문에 흡수율이 더 낮아진다. 철분이 부족하면 신체 대사가 제

대로 이루어지지 않고 쉽게 피로감을 느끼므로 이러한 습관은 만성피로를 부를 수 있다. 커피는 적어도 식사 후 30분 이상 지나, 철분이 어느 정도 흡수된 후에 마시는 게 좋다.

식후 바로 눕는 습관 또한 반드시 고쳐야 한다. '밥 먹고 바로 누우면 소 된다.'라는 옛말이 있다. 소는 먹었던 음식을 다시 위로 올려 되새김질을 하는데, 사람도 밥을 먹고 바로 누우면 음식물이 충분히 소화되지 않고 역류해 식도에 염증을 일으키는 역류성식도염이 생길 위험이 높아진다. 또 음식과 공기가 분리되지 않아 방귀와 트림이 자주 나오게 된다.

소화기가 약한 사람은 식후 목욕도 피하는 게 좋다. 따뜻한 물로 하는 목욕이나 샤워는 전신의 혈액순환을 촉진한다. 식사 후 목욕을 하면 소화를 위해 위장으로 가야 할 혈액이 상대적으로 적어져 소화 기능이 약해지고 소화불량을 유발할 수 있다. 저녁 식사 후 목욕을 한다면 적어도 2시간 후에 하는 것이 현명하다.

식사 시 물을 많이 마시는 습관 역시 버려야 한다. 음식물 분해에 필요한 위산이 물로 더욱 묽어져 소화 시간이 더 오래 걸리기 때문이다. 특히 차가운 물은 미지근하거나 따뜻한 물보다 더 빨리 들이켜게 돼 물 섭취량을 늘려 소화를 더 방해한다. 게다가 너

무 차거나 뜨거운 음식을 먹으면 소화시키기 위해 더 많은 일을 해야 하기 때문에 소화기관에 부담을 준다. 식사할 땐 가급적 물을 삼가고, 꼭 마셔야 한다면 체온과 비슷한 미지근한 물을 선택하자.

소화 잘되는 1분 운동법

소화불량을 달고 사는 이들에게 도움이 될 만한 1분 운동법이 있다. 도구 없이도 누구나 쉽게 할 수 있는 유용한 운동이다.

첫 번째는 명치 뒷부분 두드리기다. 내장에 영향을 미치는 신경은 척추 뒷부분에서 나온다. 체하면 명치 뒷부분이 아픈 까닭도 이 때문이다. 간, 담, 비, 위에 관련된 혈자리가 모여 있는 부분을 두드려주면 된다. 일단 쪼그리고 앉아 양팔로 무릎을 감싼 뒤 앞뒤로 구른다. 이렇게 몇 번 하면 척추가 자극되는 것과 동시에 굳은 등이나 어깨 근육을 풀어주고, 척추를 바로잡아줘 교정 효과를 누릴 수 있다.

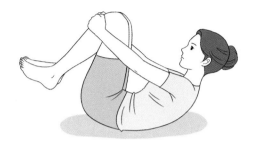

구르기

양발을 뻥뻥 차는 손쉬운 무릎 털기 운동도 효과적이다. 앞뒤로 차지 말고 발뒤꿈치 쪽을 땅바닥에 찍는다는 느낌으로 털면 된다. 이렇게 하면 소화를 담당하는 미주신경이 자극돼 소화에 도움이 된다. 양쪽 발을 번갈아가며 10회 정도만 해주자.

복근이 약해 위가 아래로 처져 항상 소화불량으로 고생하는 이들에겐 팔 비틀기 운동이 효과적이

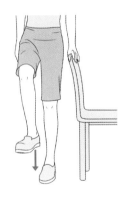

무릎 털기

다. 양손을 가볍게 쥐어 몸에서 살짝 띄우고 다리는 어깨너비로 벌린 후 주먹을 쥐었다 피기를 10회 반복한다. 다시 손바닥이 정면을 향하도록 편 다음, 새끼손가락 쪽이 앞을 보도록 10회씩 팅

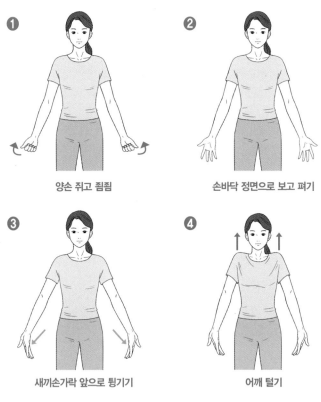

팔 비틀기

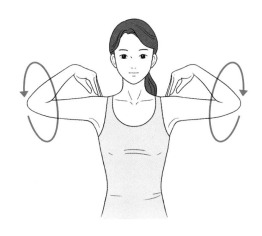

등 근육 풀기

기면 된다. 이 상태에서 어깨를 5회 정도 털어낸다. 이렇게 하면
근육이 늘어나기 때문에 위장의 공간을 확보할 수 있어 위장 관
련 장애가 많이 해소된다.

체하면 등이 아픈 경우가 많다. 가슴이 답답해지기도 한다. 이
럴 때는 등 근육을 풀어주면 복부의 긴장이 완화되면서 소화가
촉진된다. 손을 어깨에 올리고 팔꿈치로 큰 원을 그리면서 크게
돌린다. 이렇게 하면 견갑골이 돌면서 위장에 자극을 주어 기운

이 위아래로 통해 가슴 쪽이 막혀 있는 듯한 느낌이 풀린다. 앞뒤 10회씩 총 5세트 정도 하면 위장의 긴장이 풀려 소화에 도움을 준다.

위장 건강에 이로운 식단

위장의 기능을 돕고 증상 완화에 도움이 되는 음식 위주로 식단을 짜는 것도 식적을 개선하는 현명한 방법이다.

위장 건강에 좋은 건강식품으로 단호박을 꼽을 수 있다. 단호박에는 활성산소를 제거하고 혈액순환을 원활하게 하며 세포 재생력을 높여 피부나 점막을 강화하는 효과가 있는 베타카로틴이 풍부해 위장을 보호하는 데 좋다. 또 식이 섬유인 펙틴도 풍부해 장기능까지 강화하므로 소화기 건강에 여러모로 이롭다.

비타민과 유기산 등 해독 작용을 하는 성분이 풍부한 매실도 소화기에 남아 있는 독소와 노폐물을 제거하고, 소화불량이나 복부팽만감, 변비 같은 다양한 소화기 증상을 가라앉히는 데 도움을 준다. 더불어 독소로 저하된 위장과 대장의 기능을 활성화하며 소화기에 영향을 주는 스트레스와 피로를 푸는 데도 좋다.

대추 역시 위장 건강에 도움을 주는 식품이다. 대추차를 자주 마시면 식후 체기를 가라앉히고 불편한 속을 편안하게 다스릴 수 있다. 식후 위장 기능을 활성화해 복부팽만감이나 소화불량을 자주 겪는 사람에게 이로우며, 예민한 마음을 다스리는 데도 도움을 준다.

붉은색 열매인 산사는 소화액 분비를 촉진하는 리파아제 성분을 풍부하게 함유한 천연 소화제다. 신맛을 내는 유기산이 많아 위액과 타액 분비를 촉진할 뿐 아니라 따뜻한 성질이 위장을 튼튼하게 해 소화 기능을 활발하게 해준다. 특히 고기 섭취 후 소화가 잘 안 될 때 산사를 우려낸 차를 한두 잔 마시면 증상이 한결 개선된다.

식적을 예방하기 위해서는 올바른 식습관이 무엇보다 중요하다. 소화기가 제아무리 건강해도 불규칙한 식사와 과식, 폭식을 일삼는다면 망가질 수밖에 없다. 일정한 시각에 규칙적으로 식사하고, 식사 시간은 30분 정도로 천천히 꼭꼭 씹어 먹으려 노력하자. 자극적이거나 카페인이 많은 음식, 차갑거나 기름진 식품, 술이나 탄산음료 또한 당연히 줄여야 한다.

위장에 좋은 양배추와 생강, 헷갈리면 독 된다?

소화가 잘 안 되는 소화불량에도 여러 증상이 있다. 음식을 먹으면 자꾸 속이 쓰린 사람이 있는가 하면, 음식을 조금만 먹어도 속이 더부룩한 사람이 있다. 위장에 좋은 음식도 매한가지다. 속쓰림에는 도움이 되나 소화불량에는 오히려 해로운 것이 있는가 하면, 반대로 더부룩한 증상보다는 속 쓰림에 도움이 되는 음식도 있다. 위장에 좋다고 알려진 양배추와 생강 역시 그러하다.

속이 더부룩할 때 잘못 먹는 식품이 바로 양배추다. 즙이나 환으로 특별히 챙겨 먹는 이들도 많다. 그런데 양배추는 속이 더부룩할 때 먹으면 득보다는 실이 많은 채소다. 양배추는 위장에서 소화되지 않는 식이 섬유가 풍부해 건강한 사람에게는 노폐물 배출과 활발한 배변 활동을 위해 챙겨 먹어야 할 식품이지만, 위장 기능이 약한 이들에게는 장내 미생물에 의해 발효되는 과정에서 가스와 복부팽만을 유발하고, 장운동에 부담이 되는 포드맵(FODMAP, 발효당(Fermentable), 올리고당(Oligosaccharides), 이당류(Disaccharides), 단당류(Monosaccharides), 그리고(And) 당알코올(Polyols)을 합성한 단어) 성분이 적은 식품이기 때문이다. 양배추와

함께 양파와 콩 또한 포드맵 식품으로 평소 속이 더부룩하다면 피하는 것이 현명하다.

반면 양배추는 염증이나 궤양으로 인한 속 쓰림에는 더없이 좋은 식품이다. 양배추는 유황 성분과 칼륨, 비타민 U와 K가 풍부해 위 점막을 튼튼하게 해준다. 양배추의 비타민 K는 지혈 작용, 비타민 U는 항궤양 작용을 해서 위염이나 위궤양처럼 점막에 염증이 생기거나 출혈이 일어날 때 증상 개선 효과를 기대할 수 있다. 이 밖에도 양배추의 설포라판은 위암 발생의 주요 인자로 알려진 헬리코박터 파일로리의 활성을 억제하는 효과가 있다.

반대로 생강은 속이 더부룩한 사람에게 도움이 되는 식품이다. 속이 더부룩한 증상이 있는 사람들은 속이 냉한 경우가 많다. 생강은 속을 따뜻하게 하는 대표 식품이다. 위장 내벽의 혈액순환을 도와 위장 활동을 촉진하며, 소화 흡수력을 높이는 역할을 한다. 생강의 매운맛을 내는 진저롤과 쇼가올 성분은 소화액의 분비를 촉진해 소화를 돕는 작용을 하기도 한다.

그런데 생강이 위장 건강에 이로운 음식이라는 건 너무나 당연한 사실이나, 생강의 매운맛이 위 점막을 자극할 수 있다는 것이 문제다. 위염이나 위궤양으로 인한 속 쓰림이 심한 사람에게

는 오히려 해가 될 수 있다. 생강 외에도 귤처럼 신맛 나는 과일이나 주스, 초콜릿이나 커피, 탄산음료도 속 쓰림을 악화시킬 수 있으니 주의해야 한다.

가스가 차고 더부룩하면 생강, 속이 쓰리면 양배추를 먹는 게 현명하다. 이 두 가지를 헷갈리면 득보다 실이 많을 수 있으니 꼭 기억해두자.

click!
건강 따라잡기

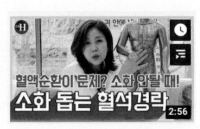

유튜브 영상
QR코드

건강 3적과 비책 3
뇌 속 시한폭탄 : 미니 뇌졸중

내 머릿속에 시한폭탄이 있다

누군가 내게 가장 두려운 질환이 무어냐고 물으면 주저 없이 뇌졸중을 꼽는다. 뇌가 갑자기 풍에 맞았다는 의미에서 중풍이라 불리는 뇌졸중은 '뇌가 기절한 상태'라는 뜻이다. 한마디로 뇌 혈관이 막히거나 터지는 위험한 질환으로 피가 찐득하게 떡처럼 굳은 혈전이 뇌혈관을 막는 뇌경색과 뇌혈관이 터지면서 뇌 안에 피가 고이는 뇌출혈로 나뉜다.

내가 뇌졸중을 두려워하는 이유는 비단 우리나라 사망 원인 1위 질환이기 때문만은 아니다. 다행히 생존한다고 해도 치명적인 후유증을 남기는 탓이다. 뇌혈관이 터지는 뇌출혈의 경우 짧은 시간 내에 죽음에 이르거나, 뇌세포가 혈액을 공급받지 못하면 20초 이내에 마비되고 4분이 넘으면 죽게 된다. 그래서 한번 뇌졸중이 일어나면 손상된 뇌혈관의 부위에 따라 다양한 후유증을 남긴다. 근육의 기능이 떨어져 표정이 부자연스러워지고 말이 어눌해지며 제대로 걷기 힘들어져 외출을 꺼리게 되고, 심한 경우 혼자 식사나 배변을 하기도 어려워진다.

이렇게 치명적인 후유증을 남기는 뇌졸중의 예후를 좌우하는 것은 처치 속도다. 따라서 뇌졸중이 오기 전에 전조 증상을 체크하는 것이 최선의 치료일 수 있다.

뇌졸중의 가능성을 의심해볼 수 있는 전조 증상 중 첫 번째는 한쪽 팔다리에 힘이 없거나 저린 증상이다. 양손에 각각 물건을 들고 쥐었을 때 한쪽 손만 힘이 들어가지 않고 물건을 놓치거나 나도 모르게 걸음걸이가 한쪽으로 치우치는 경우다.

갑작스럽게 말이 어눌해지고 말을 잘 알아들을 수 없는 증상도 뇌졸중의 신호일 수 있다. '랄랄라' 발음을 할 때 혀가 잘 움직

이지 않고 둔한 느낌이 든다.

중심을 못 잡을 만큼 심하게 어지럽고 똑바로 걷기 힘들거나 한쪽 눈이 흐릿한 증상 또한 유심히 살펴봐야 한다.

마지막으로 극심한 두통이나 한쪽 얼굴이 먹먹하고 감각이 둔한 마비 증상도 뇌졸중 전조 증상일 수 있다.

쉽게 말해 왼쪽과 오른쪽, 어느 한쪽만 감각이 둔하거나 저리고, 움직이기 힘든 증상이 있거나 말을 할 때 갑자기 발음이 부정확해졌다면 뇌졸중의 전조 신호일 수 있다.

그런데 문제는 이러한 증상이 본인이 자각할 만큼 오래 지속되기도 하지만 어떤 사람은 10초나 20초 정도로 잠깐 생겼다 없어진다는 것이다. 이렇게 반짝하고 사라지는 뇌졸중 증상을 미니 뇌졸중이라고 한다. 정식 병명은 '일과성뇌허혈발작'인데, 뇌혈관이 완전히 막히기 전에 잠깐 막혔다 풀리면서 발생한다. 짧게는 몇 초간 나타나기도 하고 길게는 24시간 안에 사라지는데, 이 질환을 미니 뇌졸중이라고 부르는 이유는 뇌졸중 전에 나타나는 무서운 전조 증상이기 때문이다.

실제로 미니 뇌졸중이 처음 발생한 후 90일 이내에 20~30%에서 뇌경색이 발생하는데, 그중 50%가 48시간 안에 나타난다는

연구 결과가 보고된 바 있다. 미니 뇌졸중 환자 중 30~50%는 뇌혈관 일부가 미미하더라도 막힌 상태라는 연구 결과도 있다. 그렇기 때문에 잠깐 나타나는 증상이라도 최대한 빨리 치료받아야 증상이 악화되는 것을 막을 수 있다. 어딘가 막혀 있을지도 모르는 뇌혈관이 보내는 SOS 신호이기 때문이다.

코골이가 뇌졸중을 일으킬 수도 있다

단순한 습관이라 방치하기 쉬운 코골이가 뇌졸중을 부를 수도 있다. 목 안의 숨 쉬는 통로가 좁아져 더 세게 숨을 쉬느라 생기는 코골이가 심해지면 아예 숨길이 막혀 숨을 쉬지 못하는 수면무호흡증이 나타난다. 수면무호흡증은 간헐적인 저산소증을 부르는데, 이러한 저산소증은 혈관계 염증과 함께 내피세포 기능장애와 죽상동맥경화증 등을 유발할 수 있으며, 이로 인해 뇌졸중과 심근경색, 협심증 등 뇌와 혈관에 다양한 합병증을 일으킬 수 있다. 미국심장협회의 발표에 따르면 수면무호흡증이 뇌졸중 발병 위험을 4배 정도 높일 뿐만 아니라, 뇌졸중이 발생했을 때 뇌 손상을 더욱 악화시킨다고 한다.

고혈압 잡는 혈자리

뇌졸중 발병 위험을 높이는 고혈압을 낮추는 혈자리 세 곳을 꾸준히 자극하면 중풍 예방에 효과적이다.

고혈압 잡는 첫 번째 혈자리는 발바닥을 구부렸을 때 가장 움푹 들어간 용천이다. 용천을 자극하면 기혈이 상하좌우로 잘 소통돼 혈액순환이 막힌 곳 없이 원활해져 혈압을 안정시키는 데

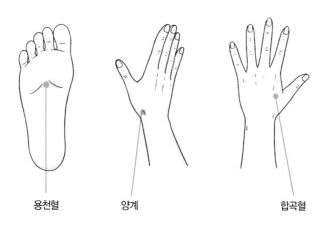

용천혈   양계   합곡혈

고혈압 잡는 혈자리

효과적이다. 손으로 지압을 해줘도 좋지만 온기가 있는 패치에 너무 딱딱하지 않은 호박 같은 원석을 넣어 붙이면 걸을 때마다 자동으로 지압이 된다.

엄지손가락을 젖혀 세웠을 때 손목 쪽으로 내려온 곳에 움푹 파인 양계 역시 고혈압 초기 증상을 완화하는 경혈이다. 혈액순환에 도움을 주며 꾸준히 자극하면 중풍 예방에도 효과적이다.

엄지손가락과 집게손가락 사이 오목한 부분인 합곡도 목 혈관의 긴장을 풀고 심장을 잘 움직이게 해 혈압을 낮추는 효능이 있는 경혈로 비정상적인 혈압을 정상으로 되돌리는 효과가 있다.

뇌졸중에 좋은 음식

풍을 안정시키는 풀이라는 뜻의 정풍초라는 본초명이 있는 천마는 여러 풍증에 두루 처방하는, 뇌 건강에 이로운 약초다. 천마에는 항산화 성분인 가스트로딘이 매우 풍부해 뇌 혈류량을 조절하고 혈관에 쌓인 유해산소를 제거해 혈압을 안정시키며, 뇌신경을 보호하고 기억력 저하를 예방하는 데 효과적이다. 또 천마는 중추신경계에 작용해 진정과 진경, 진통 효과를 내며, 심혈관계

에도 작용해 혈압 강하와 면역 증강 및 항산화 작용을 기대할 수 있다. 이러한 천마는 생으로 먹기엔 조금 역할 수 있어 궁합 좋은 꿀이나 채소, 과일을 섞어 갈아 먹거나 볶음이나 조림, 장아찌 등 요리에 활용하면 좋다. 다만, 천마는 약 기운이 강해 몸이 심하게 허약한 경우엔 오래 섭취하는 것을 피해야 한다.

예로부터 보양보혈을 위한 약초로 사랑받아온 마가목도 뇌졸중 치료에 이로운 본초다. 마가목은 비장과 신장, 성 기능을 높여주고 초기 고혈압과 중풍을 앓거나 소변을 잘 못 보고 기침을 하는 어르신도 무리 없이 섭취할 수 있는 약초다. 피를 잘 돌게 하고 뭉친 것을 풀어주며, 염증이나 통증을 잡아주는 활혈 작용을 하는 터라 반신불수나 타박상에 의한 부종과 통증에도 응용되어왔다. 실제로 조선 시대 명의 이경화 선생은 '마가목으로 술을 담가 먹으면 36가지 중풍을 예방한다.'고 기록했을 정도다.

겨우살이 또한 견줄 만한 것이 없을 정도로 훌륭한 고혈압 치료제다. 고혈압으로 인한 두통과 현기증은 물론 마음을 진정시키는 효과 역시 탁월하다. 겨우살이의 올레아놀릭산과 루페올은 혈관을 깨끗하게 하고 항염증 효과를 발휘하며, 렉신과 비스코톡신을 함유해 항암 효과까지 기대할 수 있다. 다만, 과도하게 섭취하

면 발열이나 충혈 등의 증상이 나타날 수 있으니 주의해야 하며, 독이 있는 나무에서 기생한 것은 독성이 있기 때문에 섭취를 삼가야 한다.

click!
건강 따라잡기

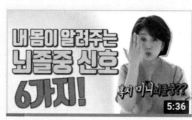

유튜브 영상
QR코드

건강 4적과 비책 4
호르몬 불균형 사추기 : 갱년기증후군

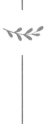

알고 겪어야 이겨내기 쉽다

'전보다 신경을 쓰는데도 왠지 안색이 칙칙하다.', '피부와 머리카락이 푸석하고 조금만 먹어도 살이 찐다.' 등 숱한 중년 여성들의 고민은 떠나간 여성호르몬 탓이다.

우리 몸에는 80여 가지 이상의 호르몬이 마치 오케스트라처럼 조화를 이루어 작동하는데, 서른 중반을 기점으로 여성호르몬인 에스트로겐이 줄어들기 시작해 50대 전후에 급격히 줄면서 다른

호르몬과의 조화가 깨지는 중년의 사추기, 갱년기가 찾아온다. 보통 폐경 전후 10년을 갱년기로 보는데, 문제는 개인에 따라 편차가 아주 크다는 것이다. 적극적으로 치유하면 갱년기가 왔는지도 모르게 스쳐 지나가는 반면, 어떤 사람은 10여 년간 갱년기 증상에 시달리기도 한다. 타고난 체질 탓도 크지만 오랜 임상 경험으로 비춰볼 때, 자신의 몸에 무관심했던 사람일수록 갱년기 증상을 심하게 겪을 확률이 크다. 어느 날 갑자기 몸이 변해 감당할 수 없다고들 하지만, 몸에서 보내는 갱년기 신호를 놓치고 있다가 여기저기서 터져 나오는 질병을 겪고서야 후회하는 경우가 많다. 이처럼 갱년기는 모르는 상태에서 맞닥뜨리는 것보다 제대로 알고 천천히 대비하면 한결 수월하게 넘길 수 있다.

주목해야 할 갱년기 신호

갱년기를 가장 먼저 알리는 신호는 생리의 변화다. 생리 주기가 들쑥날쑥 불규칙하며 생리혈이 탁하고 덩어리진다. 생리량이 줄거나 간혹 아주 많아지기도 하며 생리 기간이 아닌데도 가끔 생리혈이 비친다. 이런 변화는 난소에서 생성되는 에스트로

겐이 점차 줄고 호르몬 간의 균형이 깨지면서 나타나는 증상이라 할 수 있다. 그런데 간혹 50~60대까지 생리를 오래 하는 게 좋다고 생각하는 이들이 있는데, 조기 폐경도 건강에 치명타를 주지만 생리를 너무 오래 하는 것도 문제라고 할 수 있다. 생리를 지속하는 기간보다 얼마나 규칙적인지, 생리혈이 탁한지, 양이 일정한지, 생리증후군이 심한지 등을 체크하는 것이 중요하다.

갈수록 늘어나는 뱃살도 갱년기 신호일 수 있다. 보통 나잇살이 쪘다고 하는, 팔다리는 가늘고 배만 볼록 나온 거미 체형은 에스트로겐이 점점 부족해져간다는 신호일 수 있다. 복부의 지방 축적을 막아 임신을 수월하게 만드는 역할을 하는 에스트로겐이 부족해지고, 호르몬의 불균형이 심해지면 신진대사량과 기초대사량이 저하되어 복부에 살이 찐다. 특히 갱년기에는 복부와 팔뚝 등 상체를 중심으로 지방이 축적되고 하체는 가늘어지는 것이 특징이다. 유독 뱃살이 많이 쪘다면 갱년기가 아닐까 의심해봐야 한다.

이유 없는 얼굴 열감과 탈모 역시 갱년기 증상일 수 있다. 특별한 이유 없이 갑자기 가슴에서 머리까지 열이 솟구치는 느낌이 들거나, 얼굴에서 열이 나고 붉어지는 안면홍조가 생긴다. 처

음에는 몇 초간 발생하다 사라지기 때문에 갱년기 증상으로 인지하지 못하는 사람들이 많다. 심해지면 수십 분 동안 열감이 지속되기도 하고, 하루에 몇 번씩 갑자기 반복되기도 한다. 특히 밤이 되면 심해지는데, 열감이 심해 잠을 못 이루기도 하고, 옷을 여러 번 갈아입을 만큼 땀이 많이 나기도 한다. 안면홍조나 열감은 갱년기 여성의 60~70%가 경험하는 흔한 증상이지만, 일상생활에 큰 지장을 주는 만큼 조기에 적극적으로 관리하는 게 좋다. 상체에 열이 오르는 상열감이 심해지면, 두피의 혈액과 진액을 마르게 해서 모근으로 가는 혈류량을 감소시킨다. 이렇게 되면 모발이 가늘어지고 쉽게 빠지는 탈모 증상이 오기 쉽다.

불면증 또한 유심히 살펴봐야 한다. 여성호르몬의 불균형은 수면의 질을 떨어뜨려 잠들기 힘들어지고 얕은 잠을 자거나 꿈을 많이 꾼다.

관절통도 갱년기 신호일 수 있다. 갱년기가 되면 마디마디가 아프다며 통증을 호소하는 이들이 많다. 이 역시 여성호르몬인 에스트로겐이 부족해서 생기는 증상이다. 에스트로겐은 칼슘을 뼈로 보내 관절과 연골, 뼈를 튼튼하게 보호하는 역할을 하는데, 이것이 부족하면 뼈의 탄력 유지 기능이 점차 상실돼 뼈와 근육

에 통증이 나타날 수 있다. 이런 사람들은 위와 장의 기능이 약한 경우가 많다. 호르몬 변화로 자율신경계의 균형이 깨지면 기혈 순환이 원활하지 않고, 위장의 운동력이 떨어진다. 심하지 않더라도 관절 통증이 느껴진다면 좀 더 적극적인 관리가 필요하다고 할 수 있다.

갱년기의 호르몬 변화가 뇌에도 영향을 미쳐 우울감이 생기기도 하지만, 신체 곳곳에서 일어나는 변화에 따른 스트레스성 우울증을 겪을 수도 있다. 우울감이 예전보다 심해졌다면 너그러이 내 몸의 변화를 받아들이자.

갱년기 증상을 다스리는 음식

식물성 에스트로겐 성분이 풍부한 석류는 갱년기 여성에게 여러모로 이로운 과일이다. 석류 속 에스트라디올은 골밀도를 조절해 골다공증을 예방하고, 에스트론은 체지방 및 몸무게 관리에 효과적이며, 에스트리올은 자궁 질환을 예방한다. 이 밖에도 석류에는 폴리페놀 같은 항산화 성분도 풍부해 콜레스테롤 수치를 낮추고 혈관 건강을 도모한다. 다만, 석류는 혈압을 낮출 수 있으

니 저혈압 환자는 과다 섭취를 피하고, 고혈압 치료제를 복용 중이라면 의료진과 상담한 후 섭취하는 것이 좋다.

맛이 달고 매운 계피도 갱년기 증상을 완화한다. 성질이 따뜻한 계피는 혈액순환을 촉진하고 찬 증상을 개선해 허리 아래가 차고 시리는 증상이 많이 나타나는 갱년기 여성의 자궁을 따뜻하게 해준다. 또 천연 인슐린이라고 불리는 계피는 성인병 예방에도 도움이 된다. 다만, 계피의 쿠마린은 알레르기 반응을 일으킬 수 있으므로 계피차는 하루에 1~2잔 정도만 마시길 권장한다.

여성의 자궁을 보호하는 부인과의 만병통치약, 당귀 역시 갱년기 여성에게 반드시 필요하다. 당귀의 뿌리는 혈을 보충하는 작용이 강하고, 잔뿌리는 혈을 순환시키는 작용이 강해 다양한 갱년기 증상을 완화하는 데 도움이 된다.

click!
건강 따라잡기

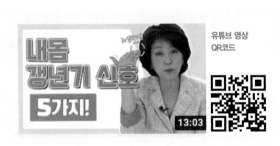

유튜브 영상
QR코드

건강 5적과 비책 5

독소 폭탄, 비워야 산다 : 혈탁

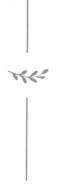

탁한 피가 만성 염증을 부른다

한여름에도 수면 양말을 신을 정도로 수족냉증이 심한 환자 중 상당수는 탁해진 피를 맑게 해주면 증상이 몰라보게 호전된다. 수족냉증은 혈액이 탁해져 혈액순환에 문제가 생기면서 나타나는 증상이기 때문이다. 쉽게 말해 탁한 혈액은 혈관 벽에 때가 끼고 혈액이 끈적해진 상태로 혈액순환장애와 수족냉증, 대상포진과 아토피, 관절염과 당뇨 등 현대 과학에서 만성 염증이라 부

르는 것들의 근본 원인이다.

우리 몸에 세균이나 미세 먼지, 바이러스 등 독성 물질이 들어오면 면역 세포가 이들과 싸우게 된다. 그 과정에서 싸우다 죽은 면역 세포와 바이러스 찌꺼기가 미세한 염증을 만들어내는데, 그것이 바로 만성 염증이다. 염증(炎症)은 글자 그대로 우리 몸이 활활 불타고 있는 것이라고 볼 수 있다. 면역 세포가 불을 끄는 소방관 역할을 하는데, 불이 꺼지지 않고 계속 타면 면역 체계까지 타버린다. 어디 그뿐인가. 만성 염증은 혈관을 떠돌아다니면서 각종 질병을 유발한다. 염증이 폐로 들어가면 폐렴, 장으로 흘러가면 장염, 뇌로 향하면 뇌졸중, 관절로 들어가면 퇴행성 관절염이 된다. 그중 가장 위험한 질환은 한마디로 염증 덩어리인 암이다.

그렇다면 이렇게 무서운 만성 염증은 어떻게 생겨날까? 만성 염증이 들어오는 통로가 있다. 첫 번째가 혈액이다. 혈액 속 노폐물과 활성산소가 만성 염증을 일으킨다. 그래서 청혈, 즉 혈액을 깨끗하게 관리하는 것이 중요하다. 두 번째는 간이다. 음주와 과식, 약물 남용으로 약물과 지방이 만성 염증을 일으켜 간을 공격하는 것이다. 간을 깨끗하게 관리하는 청간이 필요한 이유다. 세 번째는 신장이다. 신장은 우리 몸의 쓰레기 하치장 역할을 하는

데, 혈당을 급속히 올리는 음식이나 인스턴트식품, 과도한 약물 등이 신장을 공격해 노폐물을 제대로 걸러내지 못하게 되는 것이다.

그렇다면 만성 염증이 이렇게 큰 질환이 될 때까지 우리 몸은 전혀 신호를 주지 않는 걸까? 아니다. 만성 염증의 가장 대표적인 증상은 이유를 알 수 없는 통증이다. 건강검진에서 진단받은 병도 없고, 음식도 가려 먹고 영양제도 골고루 챙겨 먹는데, 이상하게 피곤하다. 여기저기 아프고 무기력하며 맥이 빠진다. 이러한 통증의 근본적인 배후에 만성 염증이 숨어 있다.

체중이 갑자기 늘고 먹어도 늘 배고프며 유독 단 것이 당긴다. 머릿결에 윤기가 없고 손톱이 잘 부서진다. 자도 자도 피곤하며 몸이 무겁다. 소화가 안 되고 변비가 있다. 두통이 잦으며 피부가 건조하고 알레르기 질환이 있다. 잇몸 질환이 있거나 코골이가 심하다. 고혈압이나 당뇨병 등 만성질환을 앓고 있다.

이와 같은 증상이 다수 나타난다면 반드시 만성 염증 관련 검사를 받아보는 것이 좋다.

만성 염증을 없애는 생활 습관

만성 염증을 없애는 데는 식습관이 정말 중요한 역할을 한다. 염증을 유발하는 물질도, 염증을 줄여주는 영양소도 모두 음식으로 섭취하기 때문이다.

염증을 없애려면 우선 무농약과 유기농 식재료 위주로 먹어야 한다. 음식물을 통해 들어오는 독을 막는 것이 무엇보다 중요하기 때문이다. 인공 첨가물이 있는지 꼼꼼히 살피고, 음식 알레르기가 있는 사람이라면 체질에 맞는 음식을 가려 먹어야 한다. 고기나 생선은 기름에 튀기거나 굽는 것보다 쪄서 먹는 게 좋다. 알코올은 활성산소를 만드는 주범이므로 불가피하게 술을 마셔야 한다면 물이나 채소를 많이 먹어 활성산소를 중화하자.

물을 마시는 것은 최고의 디톡스 방법이다. 물을 충분히 섭취해 항상 몸속을 촉촉하게 유지하는 것이 해독의 기본이다. 물은 세포 안 노폐물과 독소를 소변과 대변, 땀과 함께 밖으로 내보내는 역할을 한다. 그래서 몸속에 물이 부족하면 노폐물이나 여분의 수분이 축적되어 혈액이 탁해진다. 항상 수분을 유지해 노폐물의 흐름이 원활해지도록 하루에 2L 정도의 물을 마시자.

또 가능한 한 덜 가공하고 덜 익힌 자연 그대로의 것을 먹어야 몸에 이롭다. 조리 과정이 길고 복잡할수록, 저장 기간이 길수록 더 많이 산화되기 때문이다. 신선한 식재료를 그대로 먹거나, 가급적 짧은 시간 익혀 먹자. 곡물은 껍질을 덜 벗긴 통곡물을 섭취하자. 다채로운 색깔의 식품을 섭취하는 식습관 역시 만성 염증을 예방한다. 채소와 과일의 색을 만드는 플라보노이드와 카로티노이드는 강력한 항산화 작용을 하기 때문에 염증 생성을 막는 데 도움이 된다. 토마토의 빨간색과 호박의 노란색, 가지의 보라색과 잎줄기채소의 녹색 등 각각의 색소는 모두 각자의 항산화 작용을 한다. 그러므로 한 가지만 먹지 말고 적어도 다섯 가지 이상의 과채를 섭취하는 것을 생활화하자.

식습관과 더불어 만성 염증을 없애는 일상생활의 습관도 실천해보자.

먼저, 코로 제대로 호흡하자. 숨만 제대로 쉬어도 만성 염증을 걱정할 필요가 없다. 코는 우리 몸의 공기청정기로 코로 들이마신 공기가 비강을 통과하는 동안 세균과 바이러스 같은 유해 물질이 걸러지고, 온도와 습기가 적당하게 더해져 폐로 간다. 하지만 입으로 공기를 들이마시면 필터가 없기 때문에 그만큼 유해

물질에 감염될 가능성이 높아진다. 목과 입술이 자주 마르고, 아침에 일어났을 때 목이 따끔따끔하고 아프며, 코골이가 있다면 입으로 호흡할 가능성이 크다.

적절한 시간과 강도로 매일 운동하는 것을 생활화하자. 운동이 부족해도 활성산소가 생성되지만 운동이 지나쳐도 활성산소가 생긴다. 자신의 체력에 맞는 저강도의 유산소운동을 하루 30분 이상, 2시간을 넘지 않게 꾸준히 하면 혈액순환과 신진대사가 활발해져 체내 독소를 줄이는 데 도움이 된다. 대체로 유산소운동과 근력 운동은 7:3 비율이 적당하다.

마지막으로 많이 웃자. 웃는 시간이 늘수록 스트레스 호르몬의 양이 줄고 세로토닌 같은 몸에 유익한 호르몬 분비량이 증가한다. 오랜 시간에 걸쳐 생겨나는 만성 염증을 없애는 생활 습관을 실천해 건강 고민에서 벗어나자.

만성 염증을 부르는 음식

식물성 기름은 반드시 피해야 할 만성 염증을 부르는 식품이다. 식물성 기름이면 몸에 좋은 거 아닌가 생각하겠지만, 만성 염

중을 일으키는 주범이라 할 수 있는 불포화지방산, 오메가6가 풍부하다. 물론 오메가6 지방산은 오메가3와 함께 반드시 섭취해야 하는 필수지방산이다. 다만 비율이 중요하다. 오메가3와 오메가6가 다양한 형태로 전환되는데, 같은 효소를 이용하기 때문에 한 종류의 지방산이 지나치게 많은 것보다 두 지방산이 균형적으로 존재하는 것이 효율적이다. 생선에 풍부한 오메가3는 혈액을 묽게 해서 혈액 응고를 방지하고, 혈액순환을 도와 염증을 없애며 심혈관 질환 예방에도 도움을 준다. 반면 오메가6는 혈액을 뭉치게 하고 혈관 탄력을 없애 느슨하게 하고 염증을 유발하는 역할을 하기 때문에 오메가3와 6의 균형이 1:4에서 1:10의 비율을 넘으면 만성 염증을 유발할 수 있다.

피해야 할 식품 두 번째는 캔 음식이다. 정어리와 고등어 같은 등 푸른 생선에는 단백질의 일종인 퓨린이 풍부한데, 퓨린은 체내에서 분해되면서 요산이 된다. 만성 염증이 있으면 요산이 잘 배출되지 않는데, 요산이 몸에 축적되면 통풍이 오기 쉽다. 게다가 통조림은 음식을 담고 밀봉한 후 멸균을 위해 가열하는 과정을 거치는데, 이 과정에서 발생한 퓨린이 통 안에 그대로 갇혀 있는다. 부득이하게 통조림을 섭취해야 한다면 뚜껑을 따고 5분 정

도 열어뒀다 먹고, 퓨린이 수용성 물질임을 감안해 건더기만 건져 먹자.

'단짠' 음식도 피해야 한다. 나트륨을 장기간 과하게 섭취하면 몸 안에 수분이 많아지고 혈액량이 늘어난다. 혈관의 저항이 커져 부종이 잘 생기고, 고혈압과 심장병, 뇌졸중 등 심혈관 질환의 위험도 키우게 된다. 혈관 스트레스가 커지고 혈관 벽이 두꺼워지면 만성 염증이 발생하기 쉬운 환경이 된다. 싱겁게 먹을수록 만성 염증에서 그만큼 멀어지는 것이다.

활성산소를 만드는 과식 또한 삼가야 한다. 과식을 하면 염증을 유발하는 물질인 염증성 사이토카인이 증가하기 때문이다. 항상 위를 80%만 채우는 습관을 갖자.

만성 염증 특효약, 식물 껍질

만성 염증을 관리하는 데 껍질만큼 좋은 게 없다. 껍질은 일종의 갑옷으로 상처나 외부 침입으로부터 식물을 지키기 위해 보호 작용과 해독 기능이 강한 성분이 집중되어 있기 때문이다.

만성 염증 완화에 도움이 되는 껍질, 첫 번째는 포도 껍질이다.

포도가 자랄 때 곰팡이나 해충을 이겨내기 위해 만들어내는 천연 항생제이자 항암·항염증·항산화 작용을 한다고 알려진 레스베라트롤이 대부분 껍질에 들어 있다.

혈관 청소부란 별명이 따라붙는 양파의 껍질 역시 만성 염증 제거에 특효약이다. 양파는 혈액 속 불필요한 지방과 콜레스테롤을 없애고, 혈전 생성을 막으며 혈액이 잘 흐르도록 돕기 때문에 동맥경화와 고지혈증 예방에 좋은 식품이라 할 수 있다. 또 양파에는 체내에서 활성산소를 제거하는 항산화 역할을 하는 플라보노이드의 일종인 쿼르세틴이 풍부한데, 양파 껍질에는 양파의 속살보다 200배 이상 많은 쿼르세틴이 함유되어 있다. 쿼르세틴이 체내에서 분해돼 만들어지는 물질이 만성 염증을 예방하는 역할을 하므로 양파는 최대한 껍질을 벗기지 않고 먹는 게 좋다.

마늘 껍질도 만성 염증을 잡는 데 도움이 될 수 있다. 마늘의 맵고 알싸한 맛을 내는 알리신은 소화를 촉진하고 비타민 B의 완전 흡수를 돕는다. 그뿐 아니라 알리신이 세균 속 단백질을 분해하면서 설펜산이라는 성분이 생기는데, 이는 활성산소와 빠르게 반응해 없애버리는 항산화 작용을 한다. 핵심 성분인 알리신은 열에 매우 취약하기 때문에 그대로 섭취하기 위해서는 생마늘로

먹는 게 가장 좋다. 껍질째 흑마늘을 만들거나 마늘 껍질을 잘 말려 차로 마시자.

　계피도 만성 염증 완화에 도움을 주는 껍질이다. 매운 향이 나는 계피는 혈액순환과 모세혈관 확장에 도움이 된다. 그뿐 아니라 관절통이나 소화불량 등의 염증성 증상 완화 효과가 있으며, 항균 성분을 함유했다. 장에 가득 찬 가스를 분해하고 소화기관을 달래주며, 메스꺼운 증상을 치료하는 데 좋다. 그뿐 아니라 계피는 혈당을 관리하는 인슐린과 비슷한 효과를 발휘해 혈당 안정을 기대할 수 있고, 혈중의 나쁜 콜레스테롤과 지방질의 수치도 낮춘다.

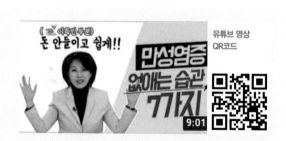

건강 6적과 비책 6
놓치면 건강도 마른다 : 폐 건조증

폐가 건조하면 건강도 마른다

1년 내내 기침을 달고 사는 사람들이 많다. 대기오염이 세계 주요 사망 원인 4위로 꼽힐 만큼 공해의 시대를 살다 보니, 숨 쉴 때마다 각종 유해 물질이 폐로 들어와 혈액을 타고 온몸을 돌며 곳곳에 염증을 일으키는 탓이 크다. 특히 크기가 매우 작아 몸속 여과 장치를 뚫어버리는 초미세 먼지가 호흡기로 들어오면, 폐포를 통과해 전신의 혈관을 떠다니며 염증을 유발해 호흡기 질환뿐

아니라, 피에 섞여 찐득한 혈전을 만들어 뇌경색과 급성 심근경색, 심부정맥과 폐색전 같은 위험한 질환을 일으키는 시한폭탄이 된다.

눈에 보이지도 않을 정도로 미세한 양인데도 치명적인 결과를 부르는 까닭은 뭘까? 폐가 심장만큼 중요한 장기이기 때문이다. 한의학에서는 폐주숙강(肺主肅降), 즉 '기를 맑게 해서 아래로 내려보낸다.'는 말로 폐의 기능을 설명한다. 그런데 폐가 제 역할을 못하거나 처리할 수 있는 용량 이상의 열이 발생하면 폐는 고장 나고 만다. 자동차에 비유하면, 심장이 엔진이고 폐는 엔진의 열을 식히는 라디에이터라고 할 수 있다. 이 때문에 폐 기능이 저하되면 체내에 산소가 제대로 공급되지 않고, 심장 근육이 딱딱해져 협심증과 부정맥 같은 심장 질환의 원인이 될 수도 있다.

숨 면역력을 높여라

기침과 가래는 호흡기로 유입된 유해 물질과 이물질을 배출하는 유일한 방법인 만큼 매우 중요한 신체 반응이다. 그런데 폐와 기관지가 건조하고 열이 차 있으면 자주 기침을 하고 가래를 뱉

어도 노폐물과 이물질이 나오지 않고 폐열만 더 심해진다. 폐가 바짝 말라 있기 때문이다. 코와 기관지의 점막 세포에는 솜털 같은 섬모가 있다. 섬모는 노폐물과 이물질을 위로 조금씩 밀어 올려 기침과 가래로 뱉어낸다. 그런데 코와 기관지가 건조하면 섬모가 움직이지 못해 붙어 있는 미세 먼지나 이물질을 배출하지 못하고 잔기침만 자꾸 하게 된다. 하지만 건조한 폐는 단순히 수분만 보충한다고 진정되지 않는다. 이 때문에 폐에 진액을 공급해 촉촉하게 만들어주는 숨 면역력을 키워야 한다. 숨 면역력이란 '숨 쉬는 기능의 저항력'을 뜻하는 개념으로 폐와 기관지, 호흡기가 외부 이물질을 들이마시고도 잘 견디고 잘 토해내게 하는 것이다.

폐를 촉촉하게 만드는 음식

더덕은 마른 폐를 촉촉하게 해 외부에서 들어오는 이물질을 배출하고 염증을 가라앉히는 데 도움을 주는 식품이다. 더덕에는 열을 내리고 독을 없애며, 산후에 모자라는 젖을 돌게 하고, 담을 제거하며 농을 없애고, 음액(체액의 총칭)을 더해 폐를 윤택하게 해

기침과 조담(助痰, 가래가 생기도록 하는 것)을 제거하는 효능이 있다. 그래서 더덕을 꾸준히 먹으면 폐가 맑아지고 기관지가 튼튼해진다. 더덕은 사포닌과 이눌린, 인, 비타민, 단백질, 칼슘 등 많은 성분을 함유하고 있는데, 그중 사포닌은 폐에서는 담을 제거해 기침을 멎게 하며, 장에서는 노폐물을 배출하고 장내 환경을 개선하는 것으로 알려져 있다. 단백질과 비타민이 풍부해 체력과 근육을 강화하는 데 도움을 주어 체력이 떨어지고 정력이 감퇴하는 갱년기 남성이나 호흡기에 독소가 많이 쌓인 흡연자에게도 이롭다.

흡연을 하거나 끈적한 가래가 많고 마른기침을 하는 사람에겐 잔대 뿌리도 도움이 된다. 사삼은 대표적인 보음약이면서 해독 작용이 뛰어나다. 마른기침과 가래가 목에 달라붙어 나오는 기침을 완화하고 폐와 위장을 개선한다. 살짝 찬 기운은 폐로 들어가서 열을 내리고 촉촉하게 적셔주는 효능이 있고, 가래를 제거해 기침을 없애는 데도 도움이 된다. 폐 기능이 약하고 기관지가 건조해 기침이 날 때 진정 효과가 있으며, 호흡기의 염증을 다스려 감기에 좋다. 더덕이 남성에게 좋다면 사삼은 여성에 좋은 본초다. 특히 산후풍과 여성의 감기라 불리는 질염과 방광염 등 만성적인 여성 질환 완화에 도움을 준다.

천문동도 호흡기와 정기를 같이 보할 수 있어 기력을 잃은 노인들의 호흡기 질환이나 만성 기관지염 개선에 도움을 준다. 천문동은 성질이 차면서도 끈적한 점성이 있어 폐에 찬 열기를 없애고 진액을 보충해주는 에어컨과 가습기 역할을 동시에 한다. 하지만 많이 먹으면 복통이나 설사 등을 동반할 수 있으므로 자신의 체질과 건강 상태를 잘 파악하는 것이 좋다.

마의 겉껍질을 벗겨서 말린 산약은 기운을 돋우고 폐를 튼튼하게 해 특히 어린이와 노인 등 기초 체력이 약한 이들에게 좋은 약초다. 대기가 건조해지는 환절기에 기침 감기를 달고 사는 아이에게 마를 갈아 먹이면 면역력이 좋아지고 기침 증상도 호전된다.

폐와 기관지를 촉촉하게 만드는 네 가지 음식 섭취와 더불어 폐를 건조하게 만드는 3악, 즉 '매운 음식, 짠 음식, 담배'를 멀리해 건강하게 숨 쉬자.

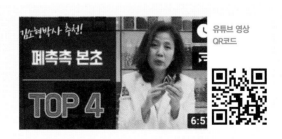

혈액순환장애 : 냉기

몸속 차가운 기운이 질병을 부른다

추위를 많이 타는 사람들은 비단 손발만 찬 것이 아니라, 아랫배가 냉하고 소화기가 약하며 손발이 저린 경우가 많다. 우리 몸에 깃든 차가운 기운은 단순히 피부 온도의 높고 낮음에서 비롯되는 것이 아니라 순환의 문제이기 때문이다.

우리 몸의 에너지와 혈액이 몸 곳곳을 돌며 영양분을 공급하고 노폐물을 배출하며 체온을 지키고 면역력을 높여야 하는데, 기혈

과 순환이 부족하면 냉기가 생기고, 냉기는 다시 기혈과 순환의 부족을 심화시키는 악순환이 계속되는 것이다. 냉기가 심해지면 냉증이 되고, 냉증이 심해지면 주요 장기에 얼음덩어리 같은 냉적(冷積)이 생긴다. 위장의 냉적은 소화불량, 간의 냉적은 만성피로, 폐의 냉적은 만성 비염, 신장의 냉적은 방광염과 요통, 대장의 냉적은 과민성대장증후군을 유발한다. 이렇듯 냉기는 주요 장기의 기능을 떨어뜨리고, 전신의 혈액순환을 방해해 면역력을 훼손시켜 각종 만성질환을 부르고 암 유발의 원인으로 작용한다.

그렇다면 몸에 냉기가 자리 잡고 있는지 어떻게 알 수 있을까? 날씨와 상관없이 아랫배나 손발, 엉덩이 등 특별히 얼음장 같은 부위가 있거나 어깨 근육이 딱딱하게 굳고, 혀 표면에 백태가 끼어 있으며 면역력이 떨어져 감기나 호흡기 질환에 자주 걸리고, 특별히 병명은 없는데 쉽게 피로하고 컨디션이 좋지 않다. 피부 트러블이나 변비, 설사, 생리통이 잦고 물만 마셔도 잘 붓는다. 이와 같은 증상이 동시에 나타난다면 냉적을 의심해봐야 한다.

몸이 따뜻해지는 생활 습관

따뜻한 몸을 만들고 싶다면 단백질을 잘 챙겨 먹어야 한다. 우리 몸에서 전체 체열의 40% 정도를 담당하는 근육을 구성하는 것이 단백질이기 때문이다. 단백질은 탄수화물이나 지방에 비해 열효율이 좋다. 지방은 섭취량의 3%, 탄수화물은 8% 정도만 열을 내는 데 쓰이는 반면, 단백질은 25%나 쓰기 때문이다. 게다가 단백질은 그 자체가 열을 낼 뿐 아니라, 단백질을 먹어서 열을 만들어내는 근육이 더 생겨나는 것도 체온 유지에 간접적으로 도움이 된다. 닭고기나 생선, 달걀과 우유, 치즈 위주로 먹는다면 체온을 높이는 데 도움이 된다.

체온을 올리는 습관, 두 번째는 적당히 먹고 많이 씹는 것이다. 보통 추울수록 든든하게 먹어야 한다고 생각하는 이들이 많은데, 오히려 너무 많이 먹으면 많은 양의 음식을 소화하기 위해 혈액과 에너지가 위장으로 집중되어 체온 유지에는 마이너스 요소가 된다. 근육, 뇌 등으로 가야 할 혈액이 줄어들어 체온이 떨어진다. 추위에 노출되면 가만히 있어도 몸에서 소모되는 기초대사량이 약간 높아진다. 하지만 일교차가 큰 환절기를 제외한다면

더 먹어서 에너지를 보충할 정도로 소모량이 크지 않다고 볼 수 있다. 대신 꼭꼭 씹어 먹어야 한다. 음식을 씹는 과정에서 머리와 얼굴 전체에 열이 발생하기 때문에 음식을 여러 번 씹어 먹으면 체온이 높아진다.

외출 전 10분 족욕 역시 체온을 올릴 수 있다. 보통 족욕이나 반신욕을 자기 전이나 저녁 늦게 하는데, 외출 전에 체온보다 약간 높은 온도인 38~40℃로 10~20분간 족욕이나 반신욕을 하면 피부 밑 혈관이 확장되면서 체온을 유지하는 데 훨씬 유리하다. 몸을 데운 상태에서 외출하면 확실히 추위를 더 잘 견디게 된다.

목과 손목, 발목 등 삼목을 감싸는 것 또한 도움이 된다. 특히 목덜미에 풍부, 풍지, 예풍 등 풍과 관련된 경혈이 밀집돼 있다. 풍은 보통 차가운 사기, 즉 나쁜 기운을 뜻한다. 풍의 기운이 들어오거나 머물기 쉬운 자리라는 것이다. 그뿐 아니라 삼목은 다른 부위에 비해 가늘기 때문에 체온을 유지하는 데 취약하다. 따라서 이 부분을 제대로 보온해주지 않으면 더 큰 추위를 느낄 수밖에 없다.

마지막으로 적정한 체온을 유지하는 가장 좋은 방법은 운동이다. 운동을 하면 신진대사가 활발해지고, 혈액순환도 원활해지기

때문에 체온 유지에 도움이 된다. 또 근육운동을 병행하면 체열을 내고 기초대사량을 늘리는 역할을 하는 근육량이 증가해 적정 체온을 유지하기가 쉬워진다. 유산소와 무산소 운동을 병행해 하루 30분 이상 하는 것이 좋다. 등에 땀이 차고 옆 사람과 말할 때 숨이 찰 정도의 강도면 효과 만점이다.

전신이 따뜻해지는 경혈 핫팩

몸을 따뜻하게 해주는 역할을 하는 핫팩을 경혈에 붙이면 전신이 고루 따뜻해진다.

핫팩을 맨살에 붙이면 저온 화상을 입을 수 있으므로 속옷 겉면이나 겉옷 안쪽에 붙이는 게 좋다. 한자리에 너무 오래 붙여두는 것 역시 저온 화상을 부를 수 있으니 여러 곳에 번갈아가면서 붙이는 게 좋다.

핫팩 명당 첫 번째 자리는 원기가 모이는 여러 경혈이 있는 배꼽 아래다. 배꼽에서 3cm 정도 내려간 곳이 기해혈인데, 타고난 원기가 모인 곳이다. 가슴 중앙을 흐르는 임맥에 속하며 단전이라고도 한다. 신장을 보호하고 양기를 북돋는 혈자리로 남성 체

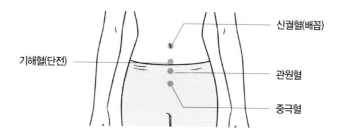

신궐혈(배꼽)

기해혈(단전)

관원혈

중극혈

배꼽 아래 핫팩 명당

력의 원천으로 불리기도 하고, 부인과 및 비뇨기계와 관련된 질환에도 치료혈로 쓰인다. 기해혈은 온몸의 기가 모이는 곳이기 때문에 이곳을 따뜻하게 해주면 전신으로 온기가 퍼진다. 그 밑에 있는 관원혈과 중극혈도 생식기 및 비뇨기계 계통의 질환에 치료혈로 쓰인다. 관원혈은 냉증이나 몸이 붓는 증상, 중극혈은 비뇨기 계통의 질환에 특효혈이다. 기해혈과 관원혈, 중극혈이 모두 덮이도록 핫팩을 붙이면 된다. 특히 손발이 차가운 사람들은 여기에 핫팩을 붙이면 5~10분만 지나도 손끝이 따뜻해지는 걸 느낄 것이다. 배꼽 아래는 생리통이 심한 이들에게도 핫팩 명당이다.

고개를 숙였을 때 목 아랫부분에 뼈가 툭 튀어나온 부분부터 어깻죽지 뼈 안쪽을 덮도록 핫팩을 붙여보자. 여기는 대추혈, 풍문혈, 폐수혈이 있는 곳으로 우리 몸에서 바람이 들어오는 통로라고 할 수 있다. 대추혈은 목을 숙였을 때 뒷덜미에서 볼록 튀어나온 뼈 바로 아래 부위로 감기를 예방하는 경혈로도 많이 알려져 있다. 이곳에 한기가 들면 감기나 비염 같은 호흡기 질환에 걸리기 쉽다. 여기에 핫팩을 붙이면 체온이 높아지는 동시에 면역력 증진에도 도움이 돼 감기 예방에 효과적이다. 풍문혈은 양쪽 어깻죽지 뼈 안쪽에 있는 경혈로 감기 기운이 이곳으로 들어온다

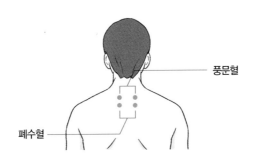

목 아랫부분 핫팩 명당

고 해서 붙은 이름이다. 폐가 약한 이들은 겨울철에 이 경혈을 따뜻하게 해주는 게 아주 중요하다. 풍문혈에서 엄지 하나만 내려오면 폐수혈이다. 폐와 기관지 등 호흡기 면역력 증진에 매우 중요한 경혈이다.

앞에서 언급한 중완이라는 혈자리가 있는 윗배 역시 핫팩 명당이다. 특히 추운 데서 뭔가를 먹거나 겨울이 되면 자주 체하고 소화가 안 돼 고생하는 이들에게 좋은 경혈이다. 우리 몸의 중앙선에서 명치와 배꼽의 딱 중간 지점으로 이곳이 정중앙이 되게 세로로 붙이면 된다. 소화가 잘 안 되는 이는 평소에도 위장 자체가 무기력한 경우가 많다. 음식이 들어와도 움직임이 활발하지 않은데, 여기에 차가운 기운까지 맞으면 소화가 더 힘들어진다. 중완혈에 핫팩을 붙이면 위장의 운동

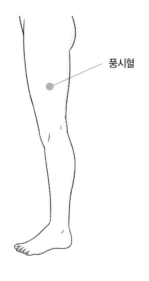

풍시혈

풍시혈 핫팩 명당

을 도와 에너지 생산이 활발해지고, 전신에 따뜻한 기운이 돈다.

마지막 핫팩 경혈은 허벅지에 있는 풍시혈이다. 차려 자세를 하면 허벅지에 닿는 양손의 중지 끝이 바로 풍시혈이다. 혈액순환을 막는 차가운 바람이 모이는 혈자리로 이곳이 덮이도록 양쪽에 핫팩을 붙이면 다리 전체의 혈액순환이 좋아지며 무릎의 관절통과 다리의 근육통을 완화되는 데 도움을 준다.

냉기를 없애는 음식

계피는 몸속 냉기를 없애고 신진대사를 원활하게 함으로써 면역력을 높이는 식품이다. 속을 따뜻하게 해주는 대표적인 약재로 혈류량을 늘려주고 혈액순환을 촉진해 체온을 높여준다. 따뜻한 차로 끓여 마시면 하초의 냉증과 수족냉증 완화에 도움이 된다.

인삼은 몸이 마르고 냉하며 잔병치레가 많고 식은땀이 나는 환자에게 가장 먼저 쓰는 본초다. 진세노사이드라는 인삼의 사포닌은 피로 해소, 면역력과 혈류 개선, 항노화 및 성 기능 개선 효능이 있다. 체내 혈류량을 증가시키고 혈류 개선을 도와 신진대사를 촉진해 원기를 보강한다. 다만 인삼을 장기간 섭취하면 두

통과 불면증, 두근거림과 혈압 상승 등의 증상이 나타날 수 있으니 그러한 경우에는 섭취를 중단해야 한다.

양파 역시 온(溫)의 성질을 지녀 소화액 분비를 촉진하고 항산화 성분인 퀘르세틴과 비타민 C의 작용을 돕는다. 또 혈관 벽을 튼튼하게 해주는 루틴과 체내 독소를 배출하는 폴리페놀 등 다양한 약리 성분을 함유해 신진대사를 원활하게 한다. 특히 양파는 차가워진 내장을 따뜻하게 하고 피를 깨끗하게 해주며 나쁜 기운을 몸 밖으로 내보내 속이 찬 여성에게 안성맞춤이다.

마지막으로 소화가 잘되고 양질의 단백질과 콜라겐을 다량 함유한 따뜻한 성질의 닭고기 역시 냉기를 잡는 식품이다. 특히 단백질을 비롯해 비타민 B군과 이미다졸디펩티드가 풍부한 닭 가슴살은 온중(溫中)과 중초(中焦)를 따뜻하게 하고, 비위를 돕는 효능이 있어 추위를 못 이겨 피곤해하는 이들에게 그야말로 특효다.

click!
건강 따라잡기

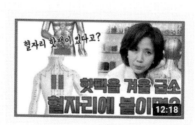

유튜브 영상
QR코드

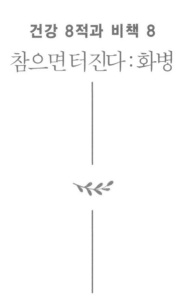

건강 8적과 비책 8

참으면 터진다 : 화병

분노와 근심이 우리 몸을 공격한다

화병은 울화병의 줄임말이다. 한마디로 억울한 감정이 쌓인 후 불과 같은 형태로 폭발하는 병이다. 남녀노소를 불문하고 책임감이 강하거나 감정을 잘 억제하는 사람에게 많이 생긴다. 특히 중년기에는 다양한 갱년기 증상이 동반되는 과정에서 스트레스 대응력이 저하되면서 화병이 나타날 수 있다. 화병은 보통 맥이 빠지고 소화불량과 두통, 어지럼증과 만성피로, 부종 등으로

신호를 보낸다. 스트레스를 받거나 잠을 못 자거나 꿈을 많이 꾸며, 심장에 과부하가 생기면 입안이 잘 헐고 입이 쓴 증상이 나타난다. 단순히 입만 쓰면 다행인데, 갈증이 지속되며 눈이 건조하고 배와 다리는 시리며 늘 피곤하다. 또 가슴이 두근거리고 걱정 근심이 많아지며 불안해진다. 혀에 돌기가 생기고 갈라져 침샘 검사를 받아도 이상 소견이 없는데, 정작 본인은 너무 힘들다고 하는 경우가 많다. 이러한 화병이 무서운 것은 호르몬 밸런스를 무너뜨리고 몸의 항상성을 깨뜨리기 때문이다.

한의학에서는 정서의 변화, 즉 칠정이 각기 신체에 영향을 미친다고 했으며, 분노가 간을 상하게 하고, 근심은 폐를 공격하며, 고민은 비를 상하게 한다고 했다. 즉 성을 내 간이 상하면 기가 올라와 참을 수 없고, 열기가 가슴을 치며 숨이 짧아 곧 끊어질 것 같다. 근심으로 폐가 상하면 가슴이 두근거리고 기가 쌓여 밤에 누우면 불안해진다. 생각을 많이 해 비가 상하면 기가 흐르지 않고 머물러, 중완에 적취(기가 쌓여 생긴 덩어리가 유발하는 병)가 생기고 음식을 먹지 못해 배가 불러오며 사지가 나른해진다는 것이다.

눈물은 화병을 치유하는 공짜 영양제다

울음은 인간의 첫 번째 언어이기도 하다. 모든 아기는 태어나자마자 울음을 터뜨리는 것으로 탄생을 알리고 말을 배우기까지 세상과의 소통을 울음으로 한다. 배고플 때, 아플 때, 졸릴 때, 짜증 날 때 등등 살기 위해 운다고 해도 과언이 아니다.

우리 몸에서 나는 눈물은 크게 세 가지로 나뉜다. 항상 눈을 촉촉하게 적셔 조직을 보호해주는 생리적 눈물, 눈에 붙은 이물질을 제거하기 위해 흘리는 자극 반응성 눈물, 감정이 북받쳐 나오는 감정적 눈물이 있다. 그런데 감정적 눈물은 다른 눈물과는 다르다. 대뇌의 전두엽에서 신호를 보내고 이 신호를 받은 뇌관이 눈물을 보내는데, 다른 눈물에는 항균물질이 좀 더 많다면 감정적 눈물에는 수분과 염분이 상대적으로 더 많다. 엉엉 울고 난 후 눈이 빨개지고 붓는데, 바로 감정적 눈물에 많이 포함된 염분 때문이다. 감정적 눈물을 흘리고 나면 스트레스 호르몬은 배출되고 행복 호르몬은 촉진된다.

감정적 눈물을 구성하는 성분도 조금 다르다. 다른 눈물에는 안구를 보호하는 항균물질이 상대적으로 많지만, 감정적 눈물에

는 카테콜아민이라는 스트레스 호르몬이 많이 포함돼 있다. 카테콜아민은 스트레스를 받은 뇌가 위기 상황에 대처하기 위해 더 많은 에너지가 필요하다는 신호를 보내 부신에서 만들어지는 스트레스 호르몬이다. 혈관을 타고 이동해 심장박동을 촉진하는 등 교감신경을 흥분시킨다. 그러다 엉엉 울면서 눈물을 흘려 카테콜아민이 배출되면, 부교감신경계를 자극해 호흡과 심장박동을 안정시키고 흥분을 가라앉히는 것이다. 스트레스 상태에서는 코르티솔이나 아드레날린 같은 스트레스 호르몬이 많이 분비되는데, 울고 나면 이 스트레스 호르몬이 크게 줄어든다. 반면 행복 호르몬이라고 불리는 엔도르핀과 옥시토신의 분비가 촉진된다. 눈에서 눈물을 흘리는 순간, 몸속에서는 심장박동과 혈액순환이 빨라지고 전신의 혈관이 확장되며 스트레스 호르몬이 배출되고 행복 호르몬 분비가 촉진되는 등 많은 일이 일어나면서 스트레스와 긴장에서 신속하게 회복시키는 것이다.

울컥할 때는 참지 말고 엉엉 울어야 건강하다. 그것도 조용히 눈물만 흘리는 것이 아니라 횡격막이 떨리도록 세게, 크게, 오래 울어야 한다.

화를 가라앉히는 지압법

보통 화가 날 때 가슴을 쾅쾅 치게 되는데, 실제로 화를 가라앉히는 혈자리가 있다. 바로 가슴 양쪽 유두 중간에 위치한 혈자리, 전중혈이다. 가슴이 두근거리고 속에서 뭔가 치밀어 오를 때 이 혈자리를 누르면 혈액순환이 잘되게 해주고 화를 가라앉히는 데 도움을 준다. 하지만 너무 강하게 자극하거나 식후 바로 전중혈을 지압하면, 직전에 음식물을 섭취한 소화기에 무리를 줄 수 있으니 주의해야 한다.

화가 일어나고 목덜미가 당기면서 손발이 차가워질 때는 수소음심포경을 자극하면 좋다. 우리 마음의 에너지는 새끼손가락으로 흐른다. 그 때문에 새끼손가락이 있는 손날을 가볍게 두드리

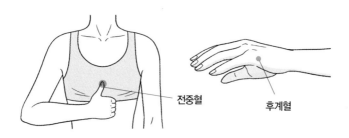

전중혈　　후계혈

화를 가라앉히는 혈자리

면 심장의 경락을 자극해 화를 풀어줄 수 있다. 손날을 칠 때 아프다면 화가 심한 것이다. 아픈 것이 풀릴 때까지 가볍게 톡톡 쳐 마음을 다스려보자.

화를 다스리는 힐링차

화병을 예방하기 위해서는 스트레스를 제때 풀어주는 것이 중요하다. 몸과 마음의 안정이 필요하다면 화를 내려주는 힐링차를 마셔보자.

치자차는 가슴속에 불이 솟구칠 때 마시면 좋은 차다. 한의학에서는 치자 열매를 약재로 사용하는데, 가장 두드러진 효과는 열을 내려주는 것이다. 성질이 찬 치자는 간이나 위장, 대장 등에 쌓인 속열을 꺼주는 역할을 한다. 이 때문에 치자를 끓여 마시면, 입이 마르고 눈이 충혈되며 얼굴이 벌게지고 가슴이 답답해 잠을 잘 이루지 못할 때 도움을 준다.

눈을 맑게 하는 본초, 결명자 역시 정신적 스트레스로 가슴이 답답한 이들에게 좋다. 성질이 서늘한 결명자는 뜨거운 기운을 식히고 스트레스나 울화를 가라앉힌다. 마음을 편안하게 다스려

불면증 해소 효과도 발휘한다.

박하는 서늘한 성질과 매운맛을 지니고 있는데, 매운맛은 발산(發散)하고 서늘한 성질은 열을 내려 청열(淸熱)시키는 작용을 해 초기 감기에 나타나는 발열, 오한, 두통, 땀이 잘 나지 않는 증상을 치료하는 데 쓰인다. 박하는 성질이 가볍고 향이 강해 발산이 주로 인체의 상부에 작용해 해열하는 것이 특징이다. 그래서 두통, 안구충혈, 구내염, 편도선염, 비염 등의 증상 완화에 도움을 줄 수 있고, 스트레스로 가슴이 답답한 증상을 개선한다. 박하차를 마실 때는 박하 잎을 뜨거운 물에 5분 이내로 우려 마시면 좋다.

감국이라는 본초명으로 불리는 국화는 성질이 약간 차며 달면서 쓴맛이 난다. 감국은 풍열(風熱)을 분산하는 작용을 해서 상기도(上氣道) 감염으로 인한 발열, 두통, 인후통을 치료하는 데 쓰인다. 그래서 두통이 잦을 때 국화차를 마시면 기혈 순환을 돕는다. 스트레스나 화가 치밀어 가슴이 답답하거나 심장에 열이 많이 쌓였을 때 이를 풀어주고 마음을 안정시키는 효과가 있다. 스트레스를 받거나 화가 나면 심장에 쌓인 뜨거운 기운이 위로 올라가 눈이 뜨거워지고 건조해지거나 충혈되는데, 국화차는 무겁고 침침하게 느껴지는 눈을 개운하게 만든다. 국화차에 들어 있는 비

타민 A가 눈이 마르지 않도록 보호하며 염증이나 충혈 상태를 줄이기 때문이다. 단, 앞서 소개한 네 가지 차는 모두 성질이 차므로 몸이 냉한 이들은 주의해야 한다.

버리면 손해, 화병의 묘약 귤껍질

한의학에서 귤은 기를 조화롭게 소통시키는 과일로 통한다. 비타민 C가 풍부해 기미와 주근깨 같은 잡티를 없애고 피부를 맑게 해줘 사랑받는 과일인데, 정작 알맹이보다 영양 성분이 많은 귤껍질은 버려지는 경우가 많다.

그런데 껍질인 진피에는 과육보다 4배 정도 풍부한 비타민 C가 함유되어 있다. 또 진피는 찬 기운을 배출해 몸을 따뜻하게 하는 효능이 있어 감기를 예방해주는 것은 물론 감기에 걸렸을 때도 콧물이나 가래 등 나쁜 진액을 제거한다.

진피란 엄밀히 말하자면 귤껍질을 말려 3년 이상 보관한 것을 일컫는다. 귤피는 상온에 최소 1년 이상 오래 보관할수록 효능이 좋기 때문이다. 귤껍질은 과육과 매한가지로 좋은 소화제이기도 하다. 소화기관과 호흡기를 소통하게 해주고 기능을 강화하는 효

능이 있어, 감기 초기에 몸살과 오한이 있을 때 호흡기를 강하게 하고 기침을 멎게 하는 귤과 함께 먹으면 효과가 더욱 좋다.

또 진피는 스트레스가 많은 현대에 더욱 중요해진 약초라 할 수 있다. 화병 치료에 빈번히 쓰일 만큼 귤껍질은 신경 안정 효과가 대단하기 때문이다. 《동의보감》에 신경안정제로 귤껍질 한 가지만 끓여 먹는 '귤피일물전'이란 처방이 있을 정도다. 귤피의 방향 성분과 매운맛이 한쪽으로 정체된 기를 순환시키고, 위장의 움직임을 강화하는 역할을 해 스트레스 때문에 기가 정체되어 소화가 잘 안 되는 신경성 소화불량에 효과적이다.

이 밖에도 진피에는 콜레스테롤 수치를 낮추는 테레빈유가 들어 있어 혈액순환을 원활하게 하며, 비장의 기능을 튼튼하게 해 원기회복을 이끈다. 탈취 작용을 하는 페르포노이드도 풍부해 진피를 가루 내 통풍이 잘되는 망에 넣어 걸어두면 몸에 좋은 천연 방향제 역할을 한다.

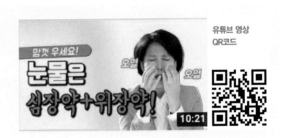

click!
건강 따라잡기

유튜브 영상
QR코드

건강 9적과 비책 9

전신 비만보다 위험하다 : 뱃살

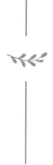

뱃살의 은신처는 다름 아닌 내장이다

팔다리는 가는데 유독 배만 볼록한 올챙이배는 중년 이후 남성에게서 흔히 볼 수 있는 체형이다. 이 시기의 남성들이 급격하게 살이 찌는 것은 남성호르몬의 변화 때문이다. 당을 소비하는 근육을 만드는 역할을 하는 남성호르몬의 분비량이 감소해 근육은 줄어들고 당은 쌓여 비만이 되기 쉽다. 여성은 복부에 지방이 쌓이면 아래로 처지고 출렁거려 '똥배'가 되는 반면, 남성은 복부

에 지방이 쌓이면 풍선처럼 빵빵하게 부풀어 오르는 올챙이배가 된다. 같은 복부라도 지방이 저장되는 위치가 다르기 때문이다.

우리 몸은 먹은 칼로리에서 쓴 칼로리를 제외하고 나머지를 체지방으로 저장한다. 지방이 가장 먼저 저장되는 곳은 피부 아래로, 이것이 바로 피하지방이다. 여성은 피하지방의 비율이 남성에 비해 상대적으로 높으며 복부에 쌓이는 지방도 피하지방이 대부분이다. 복부의 피부 아래 쌓이는 지방이라 피부가 처지고 핸들처럼 잡히기도 해 미움도 받지만 건강에 미치는 영향은 적다. 그런데 피부 아래에 저장할 수 있는 체지방 양은 어느 정도 정해져 있다. 그 이상으로 남아도는 열량은 내장과 장기 사이에 쌓여 지방층을 형성하는데, 이것이 바로 내장 지방이다. 남성의 경우 피하지방의 비율이 상대적으로 낮아 복부의 지방이 내장 지방으로 쌓인다. 내장 지방은 복근 안쪽에 저장되기 때문에 배가 튀어나와도 복근이 받쳐줘 손으로 잡히지 않을 만큼 단단하고 웬만해서는 처지지 않는다.

하지만 이러한 올챙이배가 전신 비만보다 훨씬 더 위험하다는 연구 결과가 많다. 미국 연구진의 결과에 따르면 올챙이배일 경우 치매 발병 위험이 최대 5배 정도 높아지는 것으로 나타났으며,

눈의 황반이 노화되는 황반변성 발생 위험도가 최고 2배까지 높아진다는 호주 연구진의 결과도 있다. 올챙이배의 대부분을 채우고 있는 내장 지방이 일으키는 문제가 매우 다양하기 때문이다.

내장 지방이 증가하면 혈당을 낮추는 인슐린이 제 기능을 하지 못하는 인슐린 저항성이 커지면서 당뇨로 이어질 가능성이 높다. 또 내장 지방이 많아지면 나쁜 콜레스테롤과 중성지방은 늘고 좋은 콜레스테롤은 줄어 고지혈증이 발생하며, 이 상태가 지속되면 심근경색, 뇌졸중 발생 가능성도 높아진다. 그뿐 아니라 체지방이 염증 물질인 아디포카인을 분비해 만성 염증을 유발하고, 동맥경화와 다양한 대사 이상을 일으켜 암의 원인으로도 작용한다.

그런데 올챙이배가 아니더라도 나도 모르게 복부 비만이 이미 찾아온 경우가 많다. 내장 지방은 남성에게 더 많지만 여성도 갱년기가 되면 내장 지방 축적을 막는 여성호르몬이 부족해 지방 축적이 가속화되기 때문이다. 그 때문에 똥배는 줄고 윗배가 늘어나기 시작하면 내장 지방이 증가하는 신호라고 할 수 있다. 이런 상태를 오래 방치하면 복부 비만이 되고, 복부 비만이 심해지면 올챙이배가 되고 만다. 줄자 끝을 배꼽에 대고 허리둘레를 잿

을 때 남자는 90cm 이상, 여성은 85cm 이상이면 내장 지방이 가득한 복부 비만이라 할 수 있다.

효과적으로 뱃살 태우기

무서운 내장 지방이 가득한 뱃살을 어떻게 하면 날려버릴 수 있을까? 다행히 내장 지방은 노력만 하면 피하지방보다 더 잘 빠진다. 내장 지방은 복부에 빠르게 저장되는 특징이 있지만, 동시에 호르몬의 영향을 많이 받아 에너지원으로 빠르게 쓰이기 때문이다. 특히 팔다리에 살이 별로 없고 배만 단단하게 튀어나온 올챙이배는 다른 유형의 비만에 비해 상대적으로 빠르게 줄일 수 있다.

풍선처럼 빵빵하게 부풀어 오른 배를 쏙 들어가게 하는 비법, 첫 번째는 천천히 먹기다. 내장 비만을 유발하는 가장 큰 원인은 빨리, 많이, 몰아서 먹는 폭식이라 할 수 있다. 폭식을 하면 몸이 처리해야 할 열량이 짧은 시간에 폭발적으로 증가한다. 그러면 우리 몸은 분해된 에너지를 빨리 지방으로 전환해 저장하려고 서두르다 보니, 전신의 지방세포에 골고루 보낼 여유가 없어 빨리

저장할 수 있는 곳으로 먼저 보내게 된다. 그것이 바로 복부다. 이 때문에 폭식을 하면 복부 주변에 지방이 축적된다. 게다가 남성들은 호르몬의 영향을 받아서 내장 지방에서 지방산을 상당 부분 흡수하기 때문에 복부 비만에 가속도가 붙을 수밖에 없다. 뱃살을 뺀다고 쫄쫄 굶다가, 한 끼는 제대로 먹자는 마음에 폭식을 하면 결국 그 살이 오롯이 배로 간다는 얘기다.

절주 또한 뱃살을 빼는 효과적인 방법이다. 맥주 500cc 1잔에 200kcal, 소주 한 병에 300kcal 등으로 술은 탄수화물이나 단백질의 배에 가까운 칼로리 폭탄이다. 또 술은 내장 지방을 만드는 주범이다. 알코올은 몸에서 독성 물질로 간주돼 체내에 유입되면 신체는 알코올을 분해하는 데 집중하기 위해 지방 대사를 중단시킨다. 지방을 분해하는 작업이 중단되면 분해되지 않은 지방산은 다시 중성지방으로 합성되어 복부에 쌓이기 때문에 안주를 많이 먹지 않고 술만 먹어도 술배가 나온다.

웨이트 운동 역시 뱃살을 빼는 효과적인 방법이다. 근육이 적은 사람이 남들처럼 무작정 달리기 같은 유산소운동을 하면 뱃살보다는 체중과 함께 근육이 빠지기 쉽다. 팔다리가 마른 올챙이배 체형의 소유자는 오히려 전체적인 지방량이 부족한 마른 비만

인 경우가 많다. 근육량이 너무 적어 상대적으로 체지방량이 많은 듯 보이는 경우다. 이런 사람의 경우는 부족한 근육량을 정상치만큼 많이 만들어주는 것이 살 빼기의 핵심이다. 근육량이 정상 범주로 들어오면 자연스럽게 체지방 비율이 낮아지기 때문에 칼로리를 태우는 유산소운동보다는 근육량과 근력을 키우는 웨이트 위주로 운동해야 한다.

단백질과 칼륨 섭취 또한 중요하다. 단백질은 근육을 생성하는 주 영양소이고, 칼륨은 단백질 합성과 근육운동에 관여하기 때문에 근육을 만들려면 이 두 가지 영양소를 충분히 섭취해야 한다. 운동을 하지 않고 단백질을 섭취할 때는 자신의 몸무게에 1.2~1.6을 곱한 양만큼, 웨이트 운동을 할 때는 몸무게에 1.6~2.3을 곱한 양만큼 단백질을 챙겨 먹으면 된다. 가령 몸무게가 80kg이라면 운동을 하지 않을 경우는 96~128g 정도, 웨이트 운동을 한다면 128~184g 정도를 섭취하면 된다. 육류와 생선, 해산물은 100g당 20g 정도의 단백질이 있고, 두부 1모에는 24g, 달걀 1개에는 6g 정도의 단백질이 들어 있다. 여기에 칼륨이 풍부한 시금치 같은 녹색 채소를 곁들이거나 토마토, 고구마, 땅콩, 바나나 같은 간식을 함께 먹으면 금상첨화라고 할 수 있다.

마지막으로 바른 자세 또한 올챙이배를 없애는 방법이다. 잘 못된 자세가 올챙이배를 만들기도 하기 때문이다. 거북목인 사람은 고개를 수그린 자세나 목이 앞으로 쏟아질 듯한 상태로 오랜 시간을 보낸다. 그러면 몸에서 느끼는 머리의 하중이 4~6배나 커지면서 머리 무게를 버티지 못하고 흉추가 뒤로 심하게 굽어 어깨가 앞으로 말린다. 등이 둥글게 뒤로 빠지면 요추는 균형을 맞추기 위해 앞으로 빠지면서 배가 앞으로 더 튀어나온다. 이런 경우는 허리와 뱃살을 같이 관리해야 한다. 배에 살이 찔수록 허리가 더 굽기 때문에 뱃살을 줄이는 게 허리 건강 증진에 좋고, 등을 펴고 허리를 꼿꼿하게 세우는 바른 자세를 유지해야 배가 덜 나온다.

뱃살 잡는 갈색 지방 늘리기

우리 몸에 아주 적은 양이긴 하지만 체지방을 태워주는 신기한 지방이 있다. 몸속 지방은 색깔과 미토콘드리아의 구성 성분에 따라 세 가지로 나뉜다. 첫 번째는 복부와 엉덩이, 허벅지, 팔뚝 등에 분포되어 있으며 우리가 흔히 비만의 주범으로 알고 있

는 백색 지방이다. 백색 지방은 음식을 섭취할 때 포도당과 지방산이 몸속에서 에너지원으로 쓰이고 남아 세포에 쌓이는 지방으로 과도하게 축적되면 비만, 당뇨병 등을 유발한다. 이와는 반대로 스스로 열을 내 몸에 쌓인 살과 백색 지방을 에너지로 연소시키고 신진대사를 활발하게 해 체중을 유지해주는 고마운 지방, 갈색 지방이 있다. 하지만 안타깝게도 갈색 지방은 우리 몸에 아주 적은 양이 분포되어 있을 뿐 아니라 성장하면서 점차 사라져 성인 중 약 8%만 갈색 지방을 가지고 있다. 마지막으로 갈색 지방과 백색 지방의 중간 단계인 베이지색 지방이 있다. 평소에는

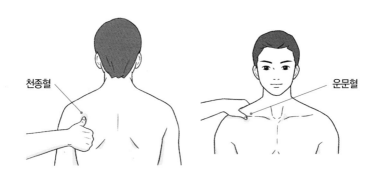

갈색 지방 활성화 지압

백색 지방과 같은 역할을 하지만 활성화하면 갈색 지방과 동일한 기능을 한다. 따라서 뱃살을 빼려면 베이지색 지방을 최대한 갈색 지방화해야 한다.

단 1g으로 최대 6,000kcal를 소모하는 갈색 지방을 어떻게 하면 최대로 늘릴 수 있을까? 우선 갈색 지방을 활성화하는 지압법을 활용한다. 갈색 지방은 아주 적은 양이긴 하지만 목 주변과 견갑골, 쇄골에 주로 분포되어 있다. 어깨와 등 근육 삼각형 지점을 중심으로 천종혈과 쇄골 아래 움푹 들어간 곳에 있는 운문혈을 조금 아플 정도로 동시에 눌러주면 갈색 지방을 활성화하는 데 도움이 된다.

또 베이지색 지방은 근육을 자극하면 근육세포에서 나오는 이리신이라는 호르몬을 통해 갈색 지방으로 바뀌기 때문에 근력 운동을 꾸준히 해도 갈색 지방이 활성화된다. 특히 짧은 시간 고강도로 운동하는 것보다 장시간 낮은 강도로 운동할 때 이리신 호르몬이 더 많이 분비되므로 40분 이상 천천히 중강도로 근력 운동을 하는 게 효과적이다.

멜라토닌 역시 갈색 지방을 자극하는 호르몬으로 잠을 충분히 자거나 햇볕을 많이 쬘 때 분비된다. 따라서 밤에 잘 때는 주변을

최대한 어둡게 해 숙면을 취하고, 낮에는 하루 15분 이상 밖에 나가 산책을 하거나 햇볕을 쬐면 멜라토닌이 활성화돼 갈색 지방을 늘릴 수 있다.

또 갈색 지방에 많이 들어 있는 세포는 기온이 낮고 체온이 낮아지면 더 활발하게 움직이는 특성이 있어 실내 온도를 너무 덥지 않게 15℃ 이하로 약간 서늘하게 유지하면 갈색 지방이 늘어난다. 이러한 생활 습관뿐 아니라 식습관을 통해서도 갈색 지방을 활성화할 수 있다.

매운맛을 내는 캡사이신과 캡시노이드도 신경계에 신호를 보내 베이지색 지방을 활성화하기 때문에 두 성분이 풍부한 고추나 강황, 마늘 등을 섭취하는 것도 갈색 지방을 늘리는 데 도움을 준다.

사과 역시 갈색 지방을 증가시킨다. 사과 껍질에 풍부한 우르솔산이 근육량과 갈색 지방을 늘려주기 때문이다. 등 푸른 생선에 풍부한 오메가3와 녹차에 많이 들어 있는 카테킨 또한 갈색 지방 활성화에 영향을 미치므로 함께 챙겨 먹으면 좋다.

click!
건강 따라잡기

유튜브 영상
QR코드

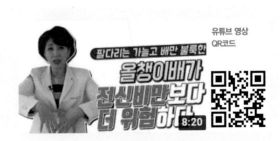

건강 10적과 비책 10

뼈 건강까지 망친다 : 퇴행성 관절염

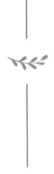

중년 건강의 최대 복병은 관절이다

중년기 이후 삶의 최대 복병은 단연 관절 건강이 아닐까 싶다. 관절이 좋지 않으면 꼼짝없이 집 안에 틀어박혀 있을 수밖에 없기 때문이다. 그런데 슬프게도 우리나라 65세 이상 어르신 중 절반 이상이 노화로 관절 속 연골이 닳아 염증과 통증이 생기는 퇴행성 관절염을 앓고 있다. 그중에서도 하루에도 수백 번씩 굽혔다 펴기를 반복하며 우리 몸의 모든 무게를 지탱하는 무릎관절에

퇴행성 관절염이 가장 빈번히 발생한다.

　무릎관절은 관절 보호대 근육과 방지턱 연골, 지지대 인대와 윤활유 관절액, 4요소로 나눠볼 수 있다. 근육은 관절을 지탱하고 충격을 흡수하는 역할을 한다. 그런데 과체중일 경우 상대적으로 근육량이 적기 때문에 무릎의 퇴행성 변화를 앞당길 수 있다. 연골은 뼈를 보호하는 역할을 한다. 정상 연골의 두께는 3mm로 생활하면서 서서히 사라져 얇아진다. 그러다 급격한 운동이나 무리한 자세로 연골이 찢어지기도 한다. 연골에는 혈관이 없어 한번 손상되면 스스로 재생되지 않고 손상을 그대로 방치하

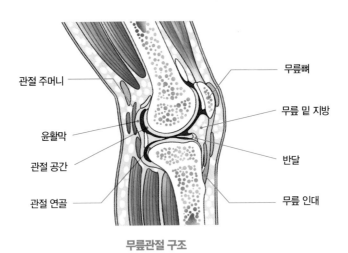

무릎관절 구조

면 남아 있는 연골마저 닳아서 결국 무릎관절염으로 이어진다. 무릎관절은 근육이 많지 않고 인대와 힘줄로 연결되어 외부 충격을 받으면 인대가 쉽게 상한다. 무릎이 흔들리지 않게 4개의 인대가 노끈처럼 연결돼 동서남북으로 잡아주는 중요한 역할을 하는 터라, 인대가 손상되면 정도에 따라 관절 불안정성, 탈구 등이 발생하며 방치할 경우 관절 및 연골 손상과 퇴행성 관절염으로 이어진다. 무릎관절 안에는 소량의 액체가 채워져 있다. 관절에 손상 및 염증이 생기면 과다 분비돼 흔히 물이 찼다고 하는데, 이것이 바로 관절액이다. 관절에 물이 찬 상태를 방치하면 연골이 빨리 닳아 관절염을 부른다.

그런데 안타깝게도 무릎관절염은 초기부터 바로 통증이 나타나지 않는다. 무릎 연골이 닳아 심한 통증을 느껴야 비로소 눈치 채게 된다. 이 때문에 무릎 안쪽으로 하중이 실릴 수 있는 O자 다리, 과체중, 50대 여성일 경우는 무릎관절염에 항상 주의해야 한다. 또 관절염으로 질병이 생길 수도 있고, 반대로 관절염에 영향을 주는 질환이 있기 때문에 이러한 질병들과 멀어지는 것 역시 중요하다.

퇴행성 관절염을 부르는 질병 중 하나는 골다공증이다. 중증

무릎관절염을 앓는 환자가 골밀도도 가장 낮게 나타난다는 연구 결과가 있을 만큼 골다공증은 무릎관절염과 밀접한 관계가 있다. 특히 갱년기 여성은 여성호르몬 분비량이 줄어들기 시작하면 골다공증이 급속하게 진행된다. 그렇게 되면 뼈뿐 아니라 연골에도 영향을 미쳐 퇴행성 관절염이 가속화된다.

골격을 감싸는 근육인 골격근이 줄어드는 근감소증 역시 관절염을 부른다. 보통 골격근은 40대부터 감소해 매년 1~2%씩 근육이 소실되어 80대에는 50%까지 감소하는데, 근육이 감소하면 뼈에 무리가 가기 쉬워 골절이나 낙상 사고가 일어나기 쉽고 척추 디스크나 관절염을 겪을 위험이 높아진다.

단단해야 할 연골이 연화 현상으로 약해지는 연골연화증 또한 퇴행성 관절염의 원인이 된다. 이러한 연골연화증이 일어난 상태에서 어떠한 원인으로 무릎뼈가 제 위치를 벗어나 탈구되거나 골절되어 관절면이 어긋난 상태가 오랫동안 방치되거나 무릎에 강한 충격이 가해졌을 때 관절염이 발생할 수 있다.

반대로 관절염이 야기하는 질환 또한 생각보다 다양하다.

퇴행성 관절염은 오랫동안 관절을 사용한 후 나타나기 때문에 대개 주로 저녁이나 잠자기 전에 통증이 나타난다. 그러한 경우

잠들기 어렵고 잠에서 쉽게 깨기 때문에 불면으로 인한 피로가 쌓이고, 다시 관절 통증을 겪는 악순환이 반복된다. 불면증으로 수면 부족이 장기간 지속되면 우울증까지 올 수 있다. 하지만 더 심각한 것은 통증으로 외부 활동이 줄어들면서 생기는 우울증이다. 우울증과 만성 통증은 밀접한 관련이 있는데, 감정 변화를 가져오는 세로토닌 같은 신경전달물질이 통증 조절에 중요한 역할을 하기 때문이다. 실제 퇴행성 관절염을 앓는 환자들의 자살 충동 위험이 정상인보다 90%까지 높다는 연구 결과도 있다. 관절통 때문에 밤잠을 설친다면 베개를 활용하는 것도 좋다. 천장을 보고 바로 누워 무릎 아래에 베개를 넣어두고 관절과 무릎이 자연스럽게 구부러지면서 허리가 바닥에 밀착되게 한다. 허리의 압력을 줄여 다리까지 이어지는 통증을 완화할 수 있다.

관절염은 당뇨와도 상관관계가 깊다. 실제 45~64세 그룹을 조사해보니 36%가 관절염을 앓고 있는데, 같은 나이 그룹에서 당뇨병을 앓는 사람을 분석했더니 51%가 관절염을 동시에 앓고 있었다.

심지어 관절염으로 인한 만성 통증은 집중력과 기억력 손상을 일으켜 치매까지 유발할 수 있는 만큼 꾸준한 관리가 절실하다.

관절 건강을 망치는 습관

무릎 꿇기는 무릎관절에 치명타를 안기는 자세다. 무릎관절이 90도 이상 과도하게 꺾이거나 굴곡이 지면, 무릎 내부의 압력이 높아져 인대가 과도하게 긴장하고 혈액순환도 잘 되지 않아 관절이 쉽게 약해진다. 다리를 꼬는 습관 역시 골반 비대칭을 유발하고 이로 인해 양쪽 다리에 고르게 실려야 하는 체중이 한쪽 다리에 집중돼 무릎이 손상되면서 관절염으로 이어질 수 있다.

관절을 쉬게 하는 것은 중요하지만 운동을 하지 않을 경우 오히려 관절액이 줄어들어 뻑뻑해지고 무릎관절의 가동성을 떨어뜨려 무릎이 굳는 악영향을 줄 수 있다. 게다가 운동량이 줄어들면 허벅지나 종아리 근육이 약해져 골다공증 악화까지 초래할 수 있다. 따라서 관절염을 예방하기 위해서는 적당한 운동이 필수다. 무릎관절을 지지해주는 근육을 키우기 위해서는 스쿼트가 효과적인데, 평지나 물에서 걷는 운동, 수영 등 유산소운동도 도움이 된다.

또 무릎은 추위에 노출되면 근육이 경직되기 쉽고 관절 사이의 관절액의 기능에도 이상이 생긴다. 이렇게 되면 외부 충격을

효과적으로 흡수하기 어려워지므로 보온에도 각별히 신경 써야
한다.

흔히 쓰는 조미료 중 관절 건강에 가장 해로운 것은 소금이다.
지나치게 많은 양의 소금을 섭취하면 나트륨을 체외로 배출하기
위해 몸 안의 물을 끌어당겨 혈관이 팽창해 염증을 유발한다.

발가락에 끼는 끈 슬리퍼나 플랫 슈즈 또한 지면의 충격을 고
스란히 발로 전달해 다양한 족부 질환을 일으킨다. 쿠션이 너무
높은 운동화 역시 오히려 발이 불안정하고 무릎이 흔들리게 해
부담을 줄 수 있다. 몸의 무게중심을 앞으로 쏠리게 하는 하이힐
은 다리나 무릎, 골반과 허리에 통증을 유발한다.

관절 통증 건강하게 다스리기

반신욕은 관절염 완화에 많은 도움을 준다. 따뜻한 물에서 하
는 반신욕은 근육 이완과 긴장 완화 효과를 발휘하며, 혈액순환
에 도움을 준다. 또 허리와 무릎, 발목 등 관절의 염좌나 근육통
호전에도 이롭다. 그러나 물의 온도는 38℃ 전후로, 20분을 넘기
지 않는 것이 좋다. 너무 장시간 땀을 흘리면 탈진할 수 있으니 충

분한 수분 섭취가 중요하고, 피부가 너무 건조해질 수 있으니 이에 대비해야 한다. 반신욕이 번거롭다면 양동이에 따뜻한 물을 받아 종아리까지만 담가도 좋다. 여기에 소금이나 겨자를 풀면 관절염 통증을 완화하는 데 도움이 된다.

만성 통증의 경우 온찜질을 하면 편해지는 경우가 많다. 혈액 순환을 돕고 근육과 인대를 이완하며 조직의 순환을 돕기 때문이다. 반면 급성 통증의 경우 붓거나 충혈된 염증 초기 상태에는 냉

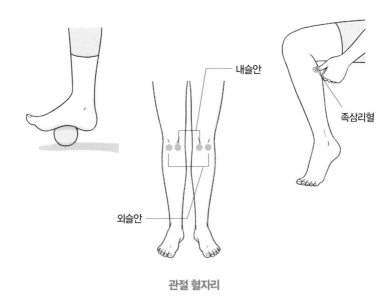

관절 혈자리

찜질이 도움이 된다. 혈관을 수축시켜 피하출혈이나 부종을 줄이는 효과가 있다.

관절과 연관된 혈자리를 자극해도 관절통을 줄일 수 있다.

발바닥을 보면 움푹 들어간 아치 부위가 있다. 체중을 누르는 힘을 분산하는 역할을 하는 발바닥 아치가 체중을 얼마나 분산하느냐에 따라 관절 건강이 달라진다. 발바닥 아치 사이에 테니스공을 두고 20회씩 양쪽을 번갈아 가며 발 마사지를 해주면 평평했던 아치가 자극을 받아 무릎 통증을 완화하는 데 도움이 된다.

한의학에서는 무릎 아래 양쪽의 오목하게 들어간 부분을 무릎의 눈, 슬안이라고 부른다. 슬안은 의자에 앉아 무릎을 90도로 굽혀 쉽게 위치를 찾을 수 있다. 무릎 안쪽의 내슬안과 바깥쪽 외슬안, 두 곳의 혈자리를 지압하면 무릎관절을 강화해 통증을 해소할 수 있다. 내슬안혈과 외슬안혈을 양손 엄지손가락으로 부드럽게 5~10초 동안 눌렀다 떼면서 10회 정도 지압하면 된다. 무릎 바깥쪽 아래 5cm 부분에 있는 족삼리 역시 편안히 앉은 자세에서 무릎을 세우고 꼭꼭 눌러주자. 엄지손가락으로 아픈 느낌이 들 때까지 세게 10초 동안 누르기를 10회 정도 반복하면 된다.

관절염을 예방하는 음식

따뜻하고 독이 없으며 맵고 쓴맛을 내는 가시오가피는 관절 통증을 줄이고 근육 이완을 수월하게 해 관절 건강에 도움이 되는 대표적인 약초로 꼽힌다.

두충 역시 허리와 무릎 통증이나 디스크와 관절염을 완화하는 효과가 뛰어난 약초다. 두충나무 속껍질을 약재로 쓰는데, 관절 통증을 없애고 인체의 깊숙한 습기, 냉기를 없애는 효능이 있어 몸 안의 무겁고 눅눅한 습기를 날린다.

브로콜리에도 비타민 C·K와 설포라페인 등 염증을 완화하고 퇴행성 관절염의 진행을 늦추는 항산화 성분이 많이 들어 있다. 칼로리가 높지 않아 관절에 가해지는 힘을 줄일 수 있으며 뼈 건강 증진에 이로운 칼슘까지 풍부하다.

퇴행성 관절염에 특효인 우슬은 모든 약 기운을 이끌고 혈을 돌리는 효능이 뛰어난 본초로, 특히 인체의 아래쪽, 허리와 무릎 등의 순환을 돕는 작용이 뛰어나다. 우슬은 다른 약재와 복합 재료로 사용했을 때 항염증 효과가 우수하며, 무릎관절의 염증과 부기를 완화하는 효과가 있다고 보고된 바 있다.

제주도 해녀의 건강관리 식품으로 유명한 까마귀쪽나무 열매는 임상 시험에서 연골을 보호하면서 손상을 방지하며 염증 유발 물질을 억제하고, 이미 발생한 염증까지 완화하는 효과가 입증돼 식약처에서 관절 건강 기능성을 인정받기도 했다.

오이 또한 다량의 비타민 K가 들어 있어 칼슘 흡수를 도와 뼈 건강과 관절에 좋다. 특히 껍질에 있는 실리카는 신체를 연결하는 조직 형성에 기여해 근육과 관절, 연골 건강에 도움을 준다.

한방에서 유향이라 부르는 보스웰리아는 어혈을 풀고 혈액순환을 원활하게 해 부종을 가라앉히고 통증을 치료하는 데 탁월하다. 보스웰리아 속 항염증 물질인 보스웰릭산은 염증 물질을 억제하는 동시에 연골 세포의 생존율을 증가시켜 연골의 소모와 생성의 균형을 바로잡아주는 역할을 한다. 과다 섭취 시 구토나 설사, 피부 발진 같은 부작용이 있을 수 있으며, 임신이나 수유 중이거나 항응고제를 복용 중이라면 섭취를 피하는 것이 좋다.

안토시아닌이 풍부한 체리 역시 아스피린보다 10배 높은 소염 효과가 있다고 알려져 관절염과 관절 통증, 만성 염증 감소에 도움이 된다. 하지만 성질이 따뜻하기 때문에 몸에 열이 많은 사람은 허열이 생길 수 있고, 설사나 복통을 유발할 수 있으니 과도한

섭취는 주의해야 한다.

click!
건강 따라잡기

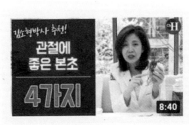

유튜브 영상
QR코드

Foreign Copyright:
Joonwon Lee
Address: 3F, 127, Yanghwa-ro, Mapo-gu, Seoul, Republic of Korea
3rd Floor
Telephone: 82-2-3142-4151, 82-10-4624-6629
E-mail: jwlee@cyber.co.kr

당당하고 품격 있게 나이 들고픈 어른들을 위한

건강혁명

2021. 6. 15. 1판 1쇄 발행
2022. 8. 29. 1판 2쇄 발행

저자와의
협의하에
검인생략

지은이 | 한의학 박사 김소형
펴낸이 | 최한숙
펴낸곳 | BM 성안북스

주소 | 04032 서울시 마포구 양화로 127 첨단빌딩 3층(출판기획 R&D 센터)
| 10881 경기도 파주시 문발로 112 파주 출판 문화도시(제작 및 물류)
전화 | 02) 3142-0036
| 031) 950-6300
팩스 | 031) 955-0510
등록 | 1978.9.18. 제406-1978-000001호
출판사 홈페이지 | www.cyber.co.kr
도서 문의 이메일 주소 | smkim@cyber.co.kr
ISBN | 978-89-7067-403-2 (03510)
정가 | 16,800원

이 책을 만든 사람들

책임 | 최옥현
진행 | 김상민
원고 구성 | 최형화
교정 · 교열 | 이정현
일러스트 | 오수진 작가(blissoh@naver.com)
본문 · 표지 디자인 | 디박스
홍보 | 김계향, 이보람, 유미나, 이준영
국제부 | 이선민, 조혜란, 권수경
마케팅 | 구본철, 차정욱, 오영일, 나진호, 강호묵
마케팅 지원 | 장상범, 박지연
제작 | 김유석

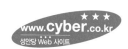

■ **도서 A/S 안내**

성안당에서 발행하는 모든 도서는 저자와 출판사. 그리고 독자가 함께 만들어 나갑니다.
좋은 책을 펴내기 위해 많은 노력을 기울이고 있습니다. 혹시라도 내용상의 오류나 오탈자 등이
발견되면 "좋은 책은 나라의 보배"로서 우리 모두가 함께 만들어 간다는 마음으로 연락주시기
바랍니다. 수정 보완하여 더 나은 책이 되도록 최선을 다하겠습니다.
성안당은 늘 독자 여러분들의 소중한 의견을 기다리고 있습니다. 좋은 의견을 보내주시는 분께는
성안당 쇼핑몰의 포인트(3,000포인트)를 적립해 드립니다.
잘못 만들어진 책이나 부록 등이 파손된 경우에는 교환해 드립니다.

당당하고 품격 있게 나이 들고픈 어른들을 위한

건강혁명

당당하고 품격 있게 나이 들고픈 어른들을 위한
건강혁명

『당당하고 품격 있게 나이 들고픈 어른들을 위한 건강혁명』

책 속의 특별한 책

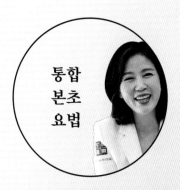

통합
본초
요법

김소형 박사의 예방과 치유의 음식
황금비율 레시피

한의학 박사 김소형 지음

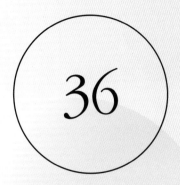

36

BM 성안북스

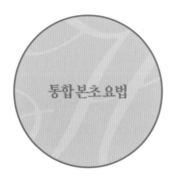

통합 본초요법

Session 3

김소형 박사의 예방과 치유의 음식 황금비율 레시피

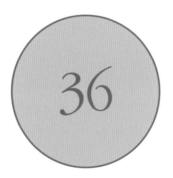

36

BM 성안북스

가정상비약 '생강청'

소화불량을 예방하고 냉증과 생리통, 갱년기 우울증을 다스리는 팔방미인 본초 생강으로 만든 건강청이다. 생강 특유의 알싸한 맛과 향이 은은하게 배어 있어 차로 마시면 몸에 온기가 돌고 답답한 목이 금세 편안해진다.

재료 생강 7kg(생강즙 4.5~5L) | 찹쌀 7컵 | 엿기름 1kg | 물 5L

How to 1. 찹쌀을 불린 후 물과 1:1 비율로 섞어 고두밥을 짓는다.

> **Tip** 고두밥은 되게 지어 고들고들한 밥을 말한다. 씻어 불린 찹쌀을 면포에 담아 찜통에 찐다.

2. 전기밥솥에 고두밥, 엿기름, 물을 넣고 고루 섞어 보온 상태로 4~8시간 삭힌다.

3. 생강은 겉흙을 털어내고 마디를 문질러가며 깨끗이 씻는다.

4. 수저나 칼로 긁어 생강 껍질을 벗긴 뒤 찬물에 여러 번 헹군 다음 채반에 받쳐둔다.

5. 녹즙기나 믹서로 생강즙을 짠 후 1~2시간 놓아두어 전분과 즙을 분리한다.

> **Tip** 즙만 사용한다. 전분은 잘 말려서 생강가루로 만들어 천연 조미료로 사용하면 좋다.

6. ②의 삭힌 엿기름은 건더기를 걸러 꼭 짠다.

7. 냄비에 생강즙과 엿기름물을 1:1 비율로 넣고 5시간 정도 끓인다.

8. 색이 진해지면 중약불에서 저어가며 졸인다.

9. 완성한 생강청은 열탕 소독한 유리 용기에 담아 보관한다.

▶ YouTube

유튜브
따라잡기

스마트폰 카메라 또는 QR코드 앱으로 인식하면
만드는 방법을 유튜브 동영상으로 볼 수 있습니다.

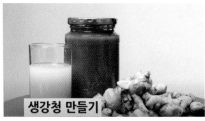

생강청 만들기

<김소형 박사 생강청 비법>

덖은 생강 가루를 넣어

몸을 따뜻하게 해주는
생강청의 효과를 높인다

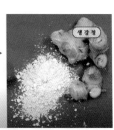

생강청

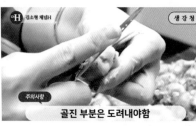

주의사항

골진 부분은 도려내야함

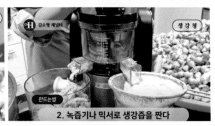

만드는법

2. 녹즙기나 믹서로 생강즙을 짠다

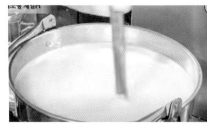

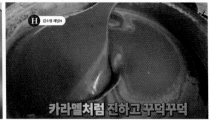

카라멜처럼 진하고 꾸덕꾸덕

────────── Cooking Tip ──────────

유기농 원당 생강청 | 생강청을 오래 보관해두고 먹거나 단맛을 더 내고 싶을 땐 엿기
름 대신 유기농 원당을 넣어도 좋다.

덖은 생강가루를 넣으면 좋은 이유 | 청을 만들 때 생강을 편 썰어 말린 후 마른 팬에
볶아 가루 낸 생강가루를 넣으면 생강청의 효능이 배가 된다.

7

당뇨에도 좋은 '호박조청'

〰〰

호박조청은 당뇨 합병증을 줄이는 펙틴이 풍부하고 당질의 소화 흡수를 늦추는 '맷돌호박'으로 만들어 당뇨 환자도 안심하고 먹을 수 있다. 호박의 달콤함과 계피의 구수함이 어우러져 인공감미료나 설탕 대신 활용하기도 좋다.

재료 맷돌호박 2.5kg | 계피 15~17조각 | 찹쌀 700g | 엿기름 600g | 물 5L

How to 1. 찹쌀을 불린 후 물과 1:1 비율로 섞어 고두밥을 짓는다.

2. 전기밥솥에 엿기름, 고두밥, 물을 넣고 고루 섞어 보온 상태로 4~8시간 삭힌다.

3. 냄비에 계피와 물을 넣고 끓여 계피 우린 물을 준비한다.

4. 호박은 껍질을 벗기고 씨를 긁어낸 후 적당한 크기로 자른다.

5. 냄비에 호박과 계피 우린 물 500ml를 함께 넣고 뭉근히 끓인다.

6. 삭힌 엿기름은 건더기를 걸러 꼭 짠다.

7. 계피 우린 물에 푹 끓인 호박은 식힌 후 으깬다.

8. 냄비에 으깬 호박과 엿기름물을 섞어 넣고 센 불로 끓인다.

9. 색이 진해지면 약한 불에서 걸쭉해질 때까지 눌러 붙지 않도록 저어가며 졸인다.

10. 완성한 호박조청은 열탕 소독한 용기에 담아 보관한다.

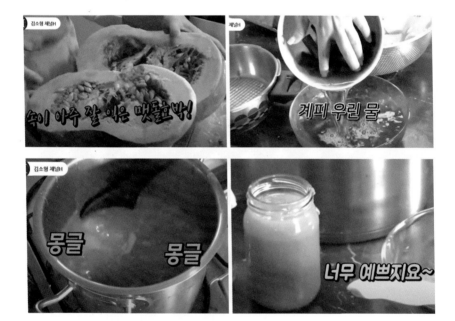

Cooking Tip

버릴 것 하나 없는 호박 | 호박씨에는 불포화지방, 단백질, 비타민, 마그네슘, 아연 등
이 들어 있어 혈액순환 개선과 뇌 기능 활성화에 도움을 준다. 혈관에 쌓인 노폐물의
배출을 촉진해 성인병 예방에도 좋다. 호박씨도 버리지 말고 반드시 챙겨 먹자.

숨 면역력을 높이는 '무조청'

― ‹‹‹ ―

기침의 명약 무와 폐에 좋은 약초 달인 물로 만든 약 조청이다. 호흡기 점막
을 촉촉하게 적셔주는 천연 청숨약으로 반 순가락씩 수시로 먹으면 기침·
가래·감기 완화에 도움이 된다. 무의 달달함과 도라지의 쌉쌀함이 어우러
져 맛도 일품이다.

재료   큰 무 1개(2kg) | 찹쌀 1kg | 엿기름 600g | 청숨차 달인 물 500ml(tip 참
고, 없다면 도라지와 맥문동으로 대체) | 물 1L

How to

1. 찹쌀을 불린 후 물과 1:1 비율로 섞어 고두밥을 짓는다.

2. 전기밥솥에 고두밥, 엿기름, 물을 넣고 고루 섞어 보온 상태로 4~8
시간 삭힌다.

3. 무는 채 썰어 청숨차 달인 물과 함께 물러질 때까지 삶는다.

4. 삶은 무는 식혀서 핸드 블렌더로 으깬다.

5. 삭힌 엿기름은 면포나 체에 걸러 꼭 짠다.

6. 냄비에 으깬 무와 엿기름물을 넣고 중간 불에서 1시간~1시간 30분
정도 푹 끓인다.

7. 색이 진해지고 농도가 짙어지면 눌러 붙지 않도록 약한 불에서 저
어가며 졸인다.

▶ YouTube

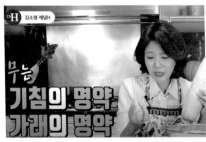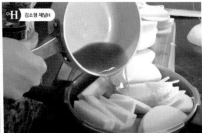

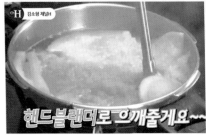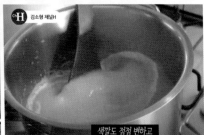

유튜브
따라잡기

스마트폰 카메라 또는 QR코드 앱으로 인식하면
만드는 방법을 유튜브 동영상으로 볼 수 있습니다.

─────────── Cooking Tip ───────────

청숨차란? | 도라지와 맥문동, 황금을 기본으로 여덟 가지 약초를 끓여
만든 디톡스차다. 호흡기가 약한 조선 효종이 즐겨 마셨던 '청폐탕' 처
방을 바탕으로 한 탕차로 숨 면역력을 높여준다.

기관지 특효약 '도라지청'

공해 시대를 사는 현대인들에게 도라지만큼 반가운 식재료도 드물다. 도라지청은 호흡기 건강에 으뜸인 도라지와 궁합 좋은 여덟 가지 약재를 함께 푹 달인 보약청으로 매일 꾸준히 먹거나 목이 아프고 칼칼할 때 따뜻한 차로 마시면 좋다.

재료 약도라지 700g | 대추 6g | 진피 4g | 원지 2g | 모과 4g | 사삼 2g |
황금 2g | 민들레 잎 1g | 맥문동 2g | 사탕수수 원당 300g | 물 1L

How to 1. 물에 대추, 진피, 원지, 모과, 사삼, 황금, 민들레 잎, 맥문동을 넣고
3~4시간 이상 푹 달여 진액을 만든다.

2. 깨끗하게 씻은 도라지는 통째 적당한 크기로 썬다.

3. 진액과 썰어놓은 약도라지를 믹서로 곱게 간다.

4. 냄비에 ③와 사탕수수 원당을 넣고 저어가며 졸인다.

5. 숟가락으로 떠서 떨어뜨렸을 때 뚝뚝 덩어리로 떨어질 정도의 점도가 되면 불을 끈다.

6. 열탕 소독한 유리병에 담아 냉장 보관한다.

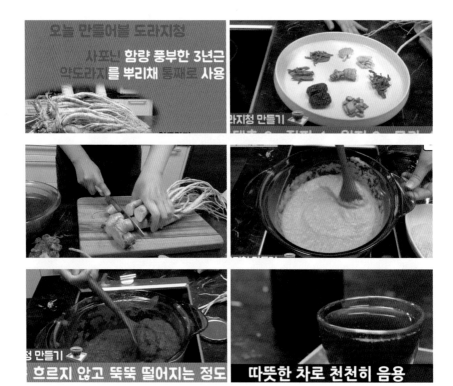

──────── **Cooking Tip** ────────

약도라지란? | 약도라지는 뿌리가 곧게 뻗은 일반 나물용 도라지와 다르게 잔뿌리가
많고 껍질 표면이 유독 진한 누런빛을 띠며 쓴맛이 강하다. 3년이 지나야 유효 성분이
껍질과 뿌리 끝까지 생성되기 때문에 3년근 이상을 사용해야 효과를 기대할 수 있다.

맛있는 '아로니아청'

---- ✦ ----

안토시아닌이란 양질의 항산화 성분이 많은 아로니아는 건강을 생각하면 놓치기 아까운 과일이다. 특유의 떫은맛이 강해 좀처럼 손이 가지 않는다면 청으로 담가 섭취량을 늘려보자.

재료 아로니아 생과 1kg | 설탕 900g | 베이킹소다 약간

How to 1. 물에 베이킹소다를 풀고 아로니아를 넣어 잘 닦아 여러 번 헹군 후 물기를 잘 말린다.

2. 큰 볼에 아로니아와 설탕을 1:0.9 비율로 넣고 생과를 손으로 살짝 으깨며 고루 섞는다.

Tip 아로니아를 으깨면 청의 색도 잘 나오고 깊은 맛이 난다.

3. ②를 핸드 블렌더로 으깬다.

4. 열탕 소독한 유리병에 담고 남은 설탕을 부어 공기를 차단한다.

5. 냉장실에 넣어 3개월간 숙성한다.

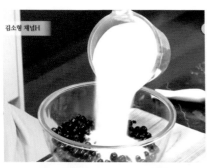

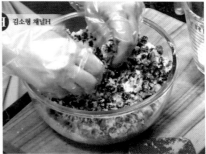

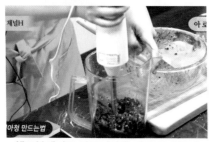

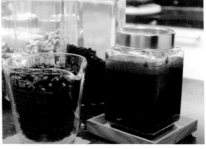

—— **Cooking Tip** ——

아로니아 먹는 법 | 떫은맛이 강한 아로니아 생과는 냉동 후 섭취하면 떫은맛이 덜하
다. 아로니아에 함유된 항산화 성분인 안토시아닌은 열에 쉽게 파괴되기 때문에 가열
하지 않고 청으로 담가 먹는 게 좋다.

활용도 만점 '매실청'

체했을 때, 피곤할 때, 술 마셨을 때 매실차 한잔이면 꽉 막힌 증상이 금방
완화된다. 갈증을 멎게 하고 열독을 풀어주는 효능이 있는 매실로 발효액
을 만들어두면 다양한 요리에 활용하기 좋다. 차로 마셔도 좋고 요리에 곁
들이면 감칠맛을 더하며 비린내를 잡을 수 있다.

재료   청매실 1.5kg | 비정제 원당 800g | 올리고당 약간 | 대추 5알

How to   1. 매실은 손으로 뽀드득거리도록 씻어 잔털을 제거한 후 소쿠리에 담
아 물기를 말린다.

        Tip 매실이 잘 건조되어야 곰팡이가 생기지 않는다.

        2. 농약이 남아 있을 수 있는 매실 꼭지와 청산 중독을 일으킬 수 있는
씨를 제거한다. 매실 꼭지는 이쑤시게로 빼내고 씨를 방망이로 툭
쳐서 제거한다.

        3. 매실과 비정제 원당을 10:7 비율로 섞고 올리고당을 뿌린다.

        4. 1일간 숙성시켜 빠져나온 매실즙과 대추를 버무린다.

        5. 열탕 소독한 유리병에 담고 소독한 무명천이나 한지로 입구를 막아
그늘에 보관한다.

        6. 매실이 쪼글쪼글해지고 위로 뜨면 매실을 뺀다.

유튜브
따라잡기

스마트폰 카메라 또는 QR코드 앱으로 인식하면
만드는 방법을 유튜브 동영상으로 볼 수 있습니다.

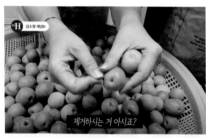

제거하시는 거 아시죠?

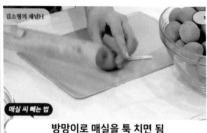

매실 씨 빼는 법

방망이로 매실을 툭 치면 됨

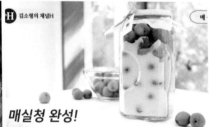

매실에 설탕을 입혀주는 느낌으로
문질러주세요

매실청 완성!

Cooking Tip

매실청에 설탕과 올리고당을 넣는 이유는? | 매실청 담글 때 설탕을 넣으면 발효되면
서 미생물의 먹이가 되며 부패를 방지하고 삼투압으로 원재료의 즙액을 빼낸다. 또
매실청에 올리고당을 뿌리면 설탕을 잘 녹게 할 뿐 아니라 매실의 효능을 높인다.

매실청에 대추를 넣는 이유는? | 매실청 담글 때 대추를 넣어 함께 저장하면 해독 작
용이 더 높아진다.

환절기 보약 '인삼조청'

원기를 돋우는 인삼으로 만든 조청은 면역력이 떨어지기 쉬운 환절기에 먹으면 보약이 따로 없다. 다만 인삼은 성질이 따뜻해 몸에 열이 많고 아토피나 입이 마르는 증상이 있다면 피하는 게 좋다.

재료   수삼 250g | 찹쌀 800g | 엿기름 450g | 구기자 100g | 물 500ml

How to   1. 냄비에 물과 구기자를 넣고 400ml 분량으로 졸인다.

2. 찹쌀을 불린 후 물과 1:1 비율로 섞어 고두밥을 짓는다.

3. 전기밥솥에 고두밥, 엿기름, 물을 넣고 고루 섞어 보온 상태로 4~8시간 삭힌다.

4. 압력솥에 깨끗이 썻은 수삼과 구기자 우린 물과 함께 푹 고아준다.

5. 삭힌 엿기름은 건더기를 면포나 체에 걸러 꼭 짠다.

6. 푹 고은 인삼에 엿기름물을 붓고 믹서로 간다.

7. 엿기름물과 갈아놓은 수삼을 넣고 1시간 40분 정도 끓인다.

8. 색이 진해지면 약한 불로 눌어 붙지 않도록 저어가며 졸인다.

9. 열탕 소독한 용기에 담는다.

▶ YouTube

유튜브
따라잡기

스마트폰 카메라 또는 QR코드 앱으로 인식하면
만드는 방법을 유튜브 동영상으로 볼 수 있습니다.

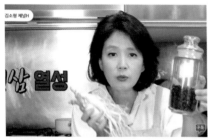

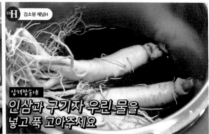

인삼과 구기자 우린 물을
넣고 푹 고아주세요

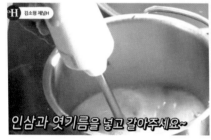

인삼과 엿기름을 넣고 갈아주세요~

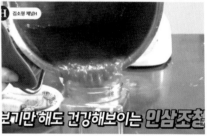

보기만 해도 건강해보이는 인삼조청

─────── **Cooking Tip** ───────

인삼조청이 필요한 순간 | 1. 쉽게 피곤하고 무기력할 때 | 2. 어지럼증과 건망증이 자
주 나타날 때 | 3. 기운이 허약하고 땀이 많이 날 때 | 4. 빠른 기력 회복이 필요할 때 |
5. 체력 소모가 많고 기력이 달릴 때 | 6. 혈액순환이 안 되고 추위를 많이 탈 때 | 7. 호
르몬 부족으로 불면증이 있을 때

천연 신경안정제 '대추청'

대추는 '밤에 우는 아이를 그치게 하고, 여자를 울게 만든다'는 말이 있을 만큼 신경안정 효과가 탁월하다. 생강과 함께 푹 고아 만든 대추청은 차부터 약식, 설기와 죽까지 다용도로 활용 가능해 마지막 한 숟가락까지 질리지 않고 맛있게 먹을 수 있다.

재료   불린 대추 400g | 생강 3개 | 찹쌀 800g | 엿기름 500g | 물 1.5L

How to
1. 찹쌀을 불린 후 물과 1:1 비율로 섞어 고두밥을 짓는다.
2. 전기밥솥에 엿기름, 고두밥, 물을 넣고 고루 섞어 보온 상태로 4~8시간 삭힌다.
3. 깨끗하게 씻어 물에 2~3시간 정도 불린 대추는 살과 씨를 발라놓는다.
4. 냄비에 대추씨와 물 700g을 넣고 10~20분 끓여 600g이 될 때까지 졸여 대추달임물을 만든다.
5. ④에 대추살과 편생강을 넣고 1시간 정도 끓인다.
6. 푹 고은 대추와 생강을 믹서로 간다.
7. 삭힌 엿기름은 건더기를 걸러 꼭 짠다.
8. 냄비에 갈아놓은 대추와 생강, 엿기름물을 넣고 1시간 30분 정도 끓인다. 물이 부족하다 싶으면 대추달임물이나 엿기름물로 보충한다.
9. 색이 진해지면 중약불에서 저어가며 졸인다.

YouTube

유튜브
따라잡기

스마트폰 카메라 또는 QR코드 앱으로 인식하면
만드는 방법을 유튜브 동영상으로 볼 수 있습니다.

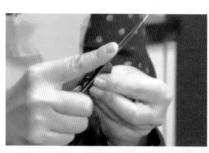

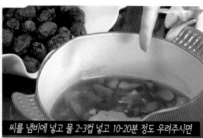

씨를 냄비에 넣고 물 2-3컵 넣고 10-20분 정도 우려주시면

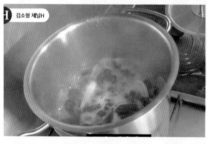

김소형 채널H

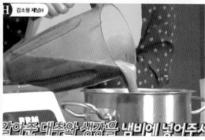

김소형 채널H

갈아준 대추와 생강을 냄비에 넣어주서

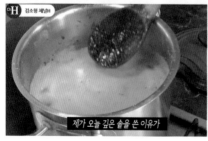

김소형 채널H

제가 오늘 깊은 솥을 쓴 이유가

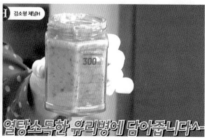

김소형 채널H

300

열탕소독한 유리병에 담아줍니다^^

새콤달콤 '오미자청'

달고 시고 쓰고 맵고 짠 다섯 가지 맛을 모두 품었다 하여 이름 붙인 오미자
로 만든 건강청이다. 폐 건강과 스트레스 해소에 좋은 오미자청은 여름엔
식중독이나 장염을 예방하고, 겨울엔 면역력을 높이는 등 새콤달콤 오묘한
맛처럼 효능 또한 다채롭다.

재료   건오미자 100g | 설탕 450g | 물 1L

How to   1. 건오미자는 물에 담가 부유물을 가라앉힌 후 헹군다.

        2. 잘 씻은 건오미자를 물에 담가 12시간 정도 냉장실에서 우린다.

        3. 냉침한 오미자를 체에 밭쳐 건져내고, 오미자 우린 물은 냄비에 붓는다.

        4. 냄비에 설탕 절반을 먼저 넣고 센 불로 끓이다 나머지 절반도 넣어
           녹인 후 중간 불로 줄여 5분 더 졸인다.

        5. 오미자물이 반 정도로 졸아들면 불을 끄고 완전히 식힌다.

        6. 열탕 소독한 유리병에 식힌 오미자물을 붓는다.

        7. 밀봉한 후 실온에 하루 정도 두었다 냉장실에 일주일 정도 숙성시
           킨다.

유튜브
따라잡기

스마트폰 카메라 또는 QR코드 앱으로 인식하면
만드는 방법을 유튜브 동영상으로 볼 수 있습니다.

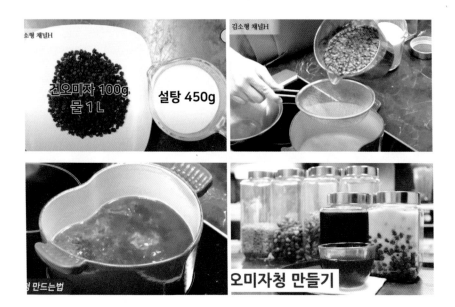

─── **Cooking Tip** ───

건오미자를 냉침하는 이유는? | 냉침이란 끓이지 않고 차갑게 우리는 것을 말한다. 오
미자는 열을 가하면 떫은맛이 강해지기 때문에 냉침하는 것이 좋다. 단, 스테인리스
스틸 같은 쇠그릇에 넣고 우리면 오미자의 성질이 변하기 쉬우므로 반드시 유리나 플
라스틱 통에서 우려야 한다.

신장에 좋은 수박 시럽 '서과당'

>**<

서과당은 오로지 수박 하나만 졸여 만든 초간단 무설탕 조청이다. 수박 본연의 자연 당분으로 만들어 당뇨 걱정 없이 즐길 수 있으며 특히 신장이나 방광이 약하거나 몸이 자주 붓는 사람에게 효과가 좋다.

재료 수박 적당량

How to 1. 수박의 붉은 과육 부분을 파서 적당한 크기로 자른다.

`Tip` 얼린 수박을 믹서에 갈아서 사용해도 좋다.

2. 큰 냄비에 수박을 넣고 약한 불로 30분 정도 천천히 졸인다.

3. 끓인 수박을 체에 밭쳐 씨를 거른다.

4. 끓여 거른 수박을 냄비에 넣어 3~4시간 졸이면 시럽이 되고, 더 졸이면 조청이 된다.

5. 열탕 소독한 유리병에 넣어 냉장 보관하면 1년 정도 먹을 수 있다.

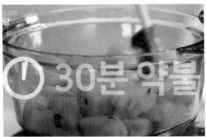

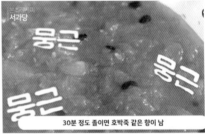

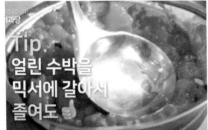

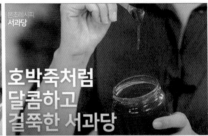

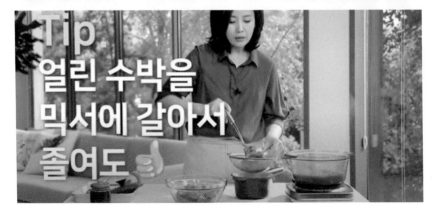

혈당 낮추는 '당뇨밥'

❯❯❮

혈당을 낮추고 습열을 없애 신장을 돕는 6곡2초 영양밥! 배 속에 열이 쌓인 당뇨병에는 귀리와 보리, 녹두가 보약이다. 돼지감자의 달달한 맛이 밥맛을 조화롭게 하며 씹을수록 차진 식감이 매력적인 당뇨에 좋은 한 끼 식사다.

재료	백미 2컵 | 귀리 3큰술 | 현미 2큰술 | 보리 2큰술 | 녹두 1큰술 | 수수 1큰술 | 강낭콩 1큰술 | 여주 적당량 | 돼지감자 적당량 | 물 적당량
How to	1. 냄비에 백미, 귀리, 보리, 현미, 강낭콩, 녹두, 수수를 넣고 적당량의 물을 부은 후 그 위에 여주와 돼지감자를 얹어 밥을 짓는다.

유튜브
따라잡기

스마트폰 카메라 또는 QR코드 앱으로 인식하면
만드는 방법을 유튜브 동영상으로 볼 수 있습니다.

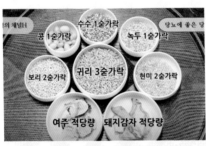

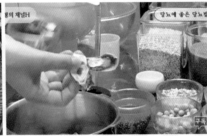

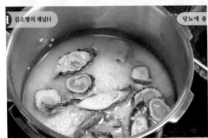

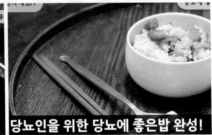

──────────── Cooking Tip ────────────

　당뇨밥을 먹으면 방귀가 나오는 이유는 | 당뇨밥 중 보리에는 식이 섬유가 많아 잘 분
해되지 않고 장까지 가서 미생물 발효가 된다. 이 과정에서 방귀가 많이 발생한다. 일
주일 정도 지나면 익숙해진다.

미세 먼지 잡는 '방풍나물밥'

미세 먼지를 걸러주고 폐를 정화해주는 방풍을 넣은 나물밥으로 쌉싸래한 맛이 입맛을 돋운다. 양념장을 올려 쓱쓱 비벼 먹다 보면 다른 반찬이 없어도 향긋함에 취해 밥 한 그릇 뚝딱이다.

재료	백미 2컵 | 방풍나물 적당량 | 소금 약간
양념장	간장 1큰술 | 물 1큰술 | 고춧가루 1큰술 | 참기름 1/2큰술 | 통깨 1/2큰술

How to

1. 불린 쌀로 밥을 짓는다.

2. 방풍나물은 끓는 물에 소금을 넣고 데친다.

3. 데친 방풍나물을 건져 찬물에 헹군 뒤 물기를 꼭 짠다.

4. 먹기 좋은 크기로 썰어 밥에 올리고 10분 정도 뜸을 들인다.

5. 분량의 재료로 양념장을 만들어 곁들인다.

유튜브
따라잡기

스마트폰 카메라 또는 QR코드 앱으로 인식하면
만드는 방법을 유튜브 동영상으로 볼 수 있습니다.

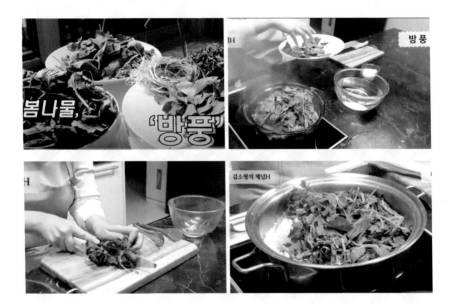

─────────── **Cooking Tip** ───────────

방풍나물 맛있게 먹는 법 | 방풍은 생으로 무치거나 쌈으로 먹어도 좋으나, 밥에 얹거
나 나물로 무쳐 먹으면 입맛을 돋우고 혈관 탄성이 좋아져 몸이 쉽게 무거워지는 이
들에게 좋다. 쌉쌀한 맛이 부담스럽다면 데친 후 물에 담가 쓴맛을 뺀 뒤 섭취하자.

역류성 식도염에 좋은 '식도염밥'

위 건강에 안성맞춤인 양배추와 마를 넣어 역류성 식도염 환자들에게 더할 나위 없이 좋은 영양밥이다. 재발이 잦아 치료가 쉽지 않은 식도염에서 벗어나고 싶다면 자극적인 음식 대신 식도염밥으로 위장을 채워보자.

재료 백미 1컵 | 흑찹쌀 3큰술 | 찹쌀 2큰술 | 율무 1큰술 | 수수 1큰술 | 차조 1 큰술 | 양배추 적당량 | 마 적당량

How to 1. 양배추와 껍질째 씻은 마를 적당한 크기로 자른다.

2. 백미와 잡곡을 먼저 넣고 평소보다 적게 밥물을 맞춘다.

3. 마와 양배추 심을 위에 얹어 밥을 짓는다.

4. 양배추 잎을 넣고 불을 끈 후 잔열로 뜸을 들인다.

▶ YouTube

유튜브
따라잡기

스마트폰 카메라 또는 QR코드 앱으로 인식하면
만드는 방법을 유튜브 동영상으로 볼 수 있습니다.

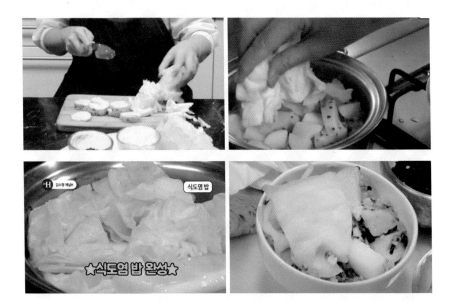

───────── Cooking Tip ─────────

식도염밥 잡곡 황금 비율 | 백미와 잡곡을 1:1 비율로 맞추면 무난하며 위염이 심할
때는 백미의 비율을 더 늘리고 반대로 변비 증상이 있으면 잡곡의 비율을 늘리자.

31

가래, 기침에 좋은 '기침밥'

시도 때도 없이 나오는 기침은 일상생활과 수면마저 방해한다. 폐와 기관지 건강에 좋은 본초와 잡곡으로 구성한 기침밥으로 삶의 질을 끌어올려보자. 도라지의 풍부한 향에 톡톡 터지는 율무, 맥문동의 아삭한 식감이 어우러져 다채로운 포만감을 안기는 건강밥이다.

재료 백미 1컵 | 검은콩 2큰술 | 현미 2큰술 | 율무 1큰술 | 수수 1큰술 | 기장 1큰술 | 복령 40g | 맥문동 30g | 도라지 1뿌리

How to 1. 복령, 맥문동, 도라지는 깨끗이 씻어 적당한 크기로 자른다.

2. 백미와 잡곡을 섞어 넣고 평소보다 넉넉하게 밥물을 맞춘다.

3. 썰어놓은 복령, 맥문동, 도라지를 얹어 밥을 짓는다.

유튜브
따라잡기

스마트폰 카메라 또는 QR코드 앱으로 인식하면
만드는 방법을 유튜브 동영상으로 볼 수 있습니다.

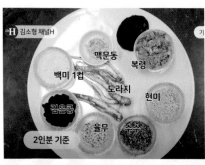

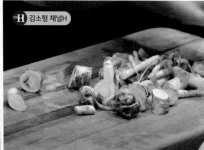

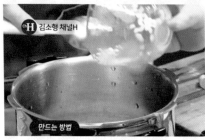

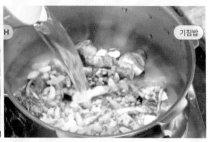

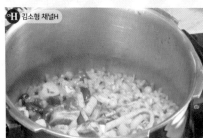

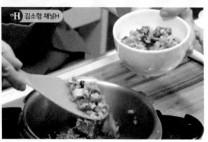

식적 해소에 좋은 '위편한밥'

〰️〰️〰️

천연 소화제로 꼽히는 산사와 무로 지어 속이 편한 밥이다. 산사에는 지방을 분해하고 소화액 분비를 촉진하는 리파아제가 풍부하고, 무는 위장 기능을 촉진한다.

재료   백미 1컵 | 찹쌀 2큰술 | 흑찹쌀 2큰술 | 흑미 2큰술 | 현미 1큰술 | 차조 1큰술 | 햄프 시드 1큰술 | 말린 산사 50g | 무 1/4개

How to   1. 찹쌀, 흑찹쌀, 흑미, 현미, 차조, 햄프 시드는 불려서 준비한다.

2. 불린 잡곡, 백미, 말린 산사, 무를 넣고 밥물을 맞춰 짓는다.

유튜브
따라잡기

스마트폰 카메라 또는 QR코드 앱으로 인식하면
만드는 방법을 유튜브 동영상으로 볼 수 있습니다.

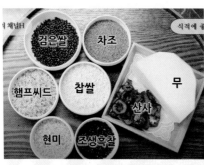

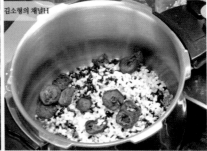

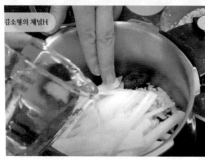

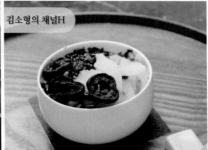

혈압을 낮추는 '고혈압밥'

열독과 염증을 가라앉히는 루틴이 풍부한 메밀에 혈압을 정상 수치로 되돌리는 더덕과 표고버섯을 넣어 지은 본초밥이다. 표고와 더덕의 풍미가 일품이며 온 가족이 함께 먹어도 좋은 영양밥이다.

재료   백미 1컵 | 잡곡(메밀, 귀리, 현미, 검은콩, 녹두, 렌틸콩) 1컵 | 건표고 1줌 | 더덕 1개

How to   1. 잡곡과 건표고는 충분히 불린다.

> **Tip** 잡곡은 4시간 이상 충분히 불려둔다.

2. 더덕은 깨끗이 씻어 껍질째 적당한 크기로 썰고, 불린 표고도 썬다.

3. 백미와 불린 잡곡을 넣고 평소보다 적게 밥물을 맞춘다.

4. 표고버섯과 더덕을 올려 밥을 짓는다.

YouTube

유튜브
따라잡기

스마트폰 카메라 또는 QR코드 앱으로 인식하면
만드는 방법을 유튜브 동영상으로 볼 수 있습니다.

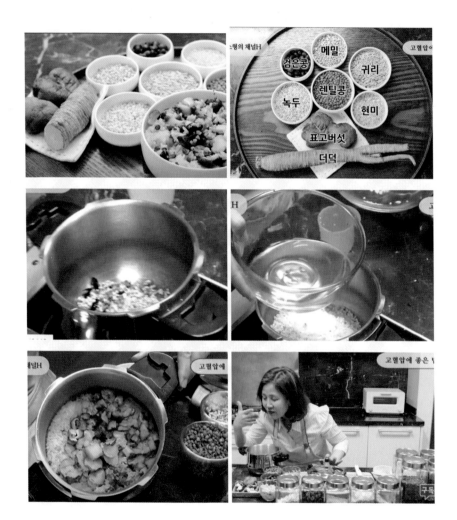

냉기 잡는 '냉증약밥'

얼음장처럼 차가운 몸을 따뜻하게 데워주는 본초를 엄선해 지은 별미 밥이다. 1회 분량씩 냉동해놓으면 출출할 때마다 꺼내 먹기 좋다.

재료 찹쌀 3컵 | 당귀 3~5조각 | 생강 1개 | 밤 20개 | 대추 30알 | 계핏가루 1큰술 | 간장 3큰술 | 흑설탕 1컵 | 소금 1/2큰술 | 참기름 3큰술 | 물 400ml

How to

1. 냄비에 물을 붓고 대추씨, 당귀, 생강을 넣고 푹 끓여 약밥 물을 만든다.
2. 약밥 물을 체에 걸러 받는다.
3. ②에 간장, 소금, 계핏가루, 흑설탕을 넣어 녹인다.
4. 밥지을 솥에 불린 찹쌀을 넣고 ③을 붓는다.
5. ④위에 밤과 대추를 넣고 밥을 짓는다.
6. 완성한 약밥에 참기름을 두르고 고루 섞어준다.
7. 넓고 평평한 틀에 약밥을 넣어 잘 식힌 후 적당한 크기로 자른다.

YouTube

유튜브
따라잡기

스마트폰 카메라 또는 QR코드 앱으로 인식하면
만드는 방법을 유튜브 동영상으로 볼 수 있습니다.

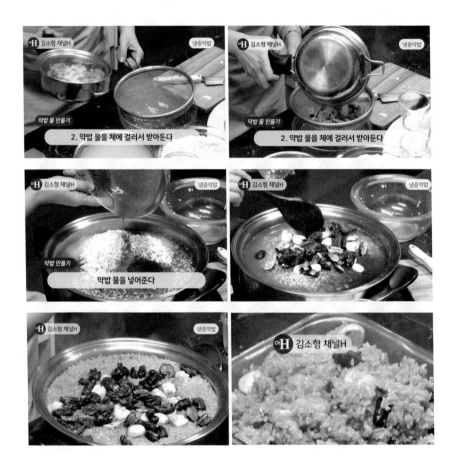

피부 열 내리는 '아토피밥'

⟨⟨⟨

염증을 가라앉히는 천연 소염제 유근피와 피부 열을 식혀주는 다시마로 지은 약초 밥상이다. 하루 두 번, 반년 이상 꾸준히 먹으면 속 열이 사그라져 피부 열을 내리는 데 도움을 준다.

재료 백미 2컵 | 유근피 40g | 다시마 20g | 물 2L

How to 1. 냄비에 유근피와 물을 담아 끓이다 약한 불로 줄여 물의 양이 절반으로 줄어들 때까지 끓인다.

2. 유근피를 건져내지 말고 2시간 정도 그대로 두고 식힌다.

3. 다시마는 물에 넣고 1시간 정도 불린 후 건져 잘게 썬다.

4. 불린 잡곡에 ③을 붓고 다시마를 올린다.

5. 다시마가 물을 흡수하기 때문에 평소보다 유근피물을 20% 정도 더 넣어 밥을 짓는다.

YouTube

유튜브
따라잡기

스마트폰 카메라 또는 QR코드 앱으로 인식하면
만드는 방법을 유튜브 동영상으로 볼 수 있습니다.

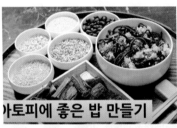

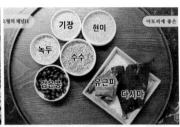

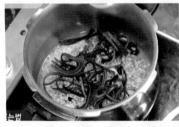

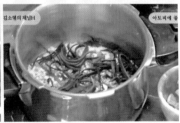

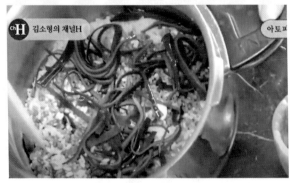

굶지 않고 살 빼는 '다이어트밥'

———— ⟩⟨⟨ ————

밥심으로 사는 한국인을 위한 다이어트 본초밥 레시피.

체중계의 바늘이 꿈쩍도 하지 않는다면 매일 먹는 밥부터 바꿔보자.

몸속 독소를 배출해 부기를 빼주는 팥과 탄수화물의 체내 흡수를 줄여 비만 예방에 효과적인 율무에 콜레스테롤 수치를 낮추는 보리, 허기를 잠재우는 수수, 기장을 섞어 지은 건강한 다이어트 밥이다.

재료 백미 1컵 | 율무 3큰술 | 팥 3큰술 | 귀리 1큰술 | 기장 1큰술 | 수수 1큰술 | 보리 1큰술 | 현미 1큰술

How to 1. 율무는 8시간 이상 불린다.

2. 귀리, 기장, 수수, 보리, 현미는 2시간 이상 불린다.

3. 팥은 5분간 삶아 첫물을 버린 뒤 다시 10분간 삶고, 20분 정도 뜸을 들인다.

4. 불린 오곡에 불린 율무와 삶은 팥을 1:1 비율로 섞는다.

5. 쌀, 잡곡을 넣고 밥물을 맞춰 밥을 짓는다.

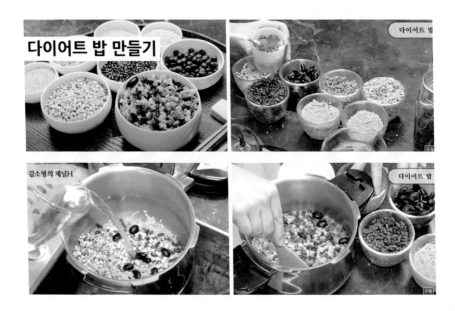

다이어트 밥 만들기

김소형의 채널H

다이어트 밥

다이어트 밥

Cooking Tip

팥과 율무를 함께 먹으면 좋은 이유는? | 다이어트 시 팥과 율무를 함께 먹으면 체내 노폐물을 배출하는 효과가 2배나 증가한다. 몸의 부기와 체지방을 줄이면서 근육량 까지 늘릴 수 있어 최고의 다이어트 궁합이라 할 수 있다. 다만 율무와 팥은 모두 성질 이 차서 한꺼번에 많이 섭취할 경우 배에 가스가 차고 소화가 잘 안 될 수 있으므로 본 인의 소화 능력에 따라 적당량 섭취해야 한다.

뇌혈관에 좋은 '꿀마늘'

냄새가 역하다는 해로움 한 가지를 제외하고 백 가지 이로움이 있다 해서
'일해백리 식품'으로 불리는 마늘.
혈관을 맑게 해주는 알리신 성분을 품은 마늘이 꿀을 만나면 혈액순환이
더욱 활발해진다. 뇌혈관에 좋은 꿀마늘을 하루 3개씩 챙겨 먹으면 뇌졸중
과 동맥경화의 위험에서 한 발 더 멀어질 것이다.

재료　　깐 마늘 500g | 꿀 500g | 계피 우린 물 1L(물 1L당 계피 2~3조각)

How to　1. 마늘은 깨끗이 씻어 꼭지를 제거한다.

　　　　　2. 냄비에 계피 우린 물을 붓고 마늘을 넣은 후 1시간 삶는다.

　　　　　3. 삶은 마늘을 건져 한 김 뺀 후 소독한 병에 넣고 마늘이 잠길 때까지
　　　　　　 꿀을 부어 냉장고에서 5일 정도 숙성시킨다.

YouTube

유튜브
따라잡기

스마트폰 카메라 또는 QR코드 앱으로 인식하면
만드는 방법을 유튜브 동영상으로 볼 수 있습니다.

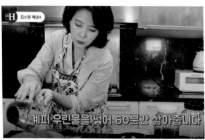

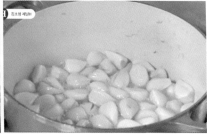

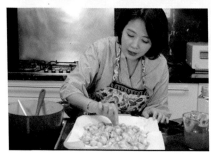

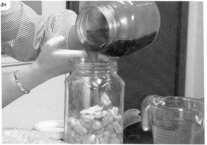

--------- Cooking Tip ---------

마늘 효능, 효과적으로 뽑아 먹기 | 마늘은 익혀 먹어야 항암 효과를 살리고, 혈관을
맑게 하며 소화기 궤양을 예방할 수 있다. 마늘을 익히면 강력한 항산화 성분인 S-알
릴시스테인이 생성되는데, 삶은 마늘에 생마늘 대비 4배 더 많이 함유돼 있다.

45

우엉으로 만든 '당뇨잡채'

———————— ✺ ————————

당면 대신 혈관 청소부 우엉을 넣어 만든 일품 건강 잡채.
우엉에는 혈당을 안정시키는 이눌린 성분이 풍부해 당뇨병을 치료하는 데
도움을 준다. 아삭한 우엉과 다채로운 채소가 어우러져 눈과 입, 건강까지
제대로 호강시켜주는 채식 잡채다.

재료 우엉 1뿌리(300~400g) | 파프리카 2개 | 아삭이고추 3개 | 표고버섯 3개 |
새송이버섯 2개 | 양파 1개 | 당근 1/2개 | 부추 1줌 | 들기름 약간 |
간장 1~2큰술 | 물 100ml

How to 1. 우엉은 수세미 등으로 깨끗이 씻은 후 채칼로 썬다.

2. 팬에 들기름을 두르고 우엉을 넣는다.

3. 우엉을 푹 익히기 위해 우엉 200g당 물 100ml를 넣는다.

4. 물이 자박하게 줄어들 때까지 우엉을 익힌 후 간장을 넣어 맛을 낸다.

5. 채소는 손질한 후 채 썬다.

6. 팬에 들기름을 두르고 채 썬 채소를 넣어 볶는다.

7. 익힌 우엉과 볶은 채소를 고루 버무린다.

유튜브
따라잡기

스마트폰 카메라 또는 QR코드 앱으로 인식하면
만드는 방법을 유튜브 동영상으로 볼 수 있습니다.

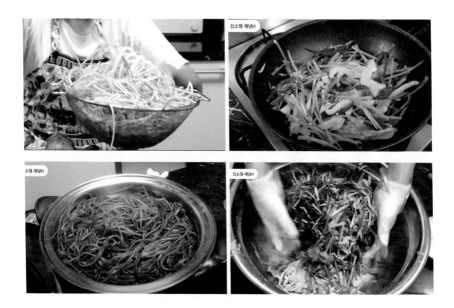

--- Cooking Tip ---

흙이 묻은 채로 파는 우엉이 건강하다 | 시중에 판매하는 채 썬 우엉은 갈변 방지 처리가 되어 있는 경우가 많다. 여기에 함유된 아황산나트륨은 천식 등 호흡기 질환을 유발할 수 있으니, 반드시 흙 묻은 우엉을 사서 채칼로 썰어 요리하자.

콜라겐 덩어리 '석류젤리'

———— ⟫⟪⟫ ————

석류 속 천연 에스트로겐과 콜라겐의 새콤달콤 맛있는 컬래버레이션.
낮은 칼로리 대비 다양한 항산화 성분과 비타민, 미네랄이 풍부한 탱글탱
글 석류젤리로 내 몸의 건강을 채워보자.

재료 석류 3개 | 젤라틴 1큰술 | 콜라겐 파우더 2큰술

How to 1. 석류는 잘라서 알을 분리한다.

2. 젤라틴에 따뜻한 물을 부어 불린다.

3. 고명으로 쓸 것만 제외하고 분리한 석류알을 착즙한다.

4. 석류즙에 콜라겐 파우더를 섞는다.

5. 콜라겐 파우더를 섞은 석류즙에 젤라틴을 섞는다.

6. 아이스 트레이 칸마다 석류알을 적당히 나눠 담고 석류즙을 붓는다.

7. 냉장고에 넣어 1시간 이상 굳힌다.

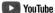

유튜브
따라잡기

스마트폰 카메라 또는 QR코드 앱으로 인식하면
만드는 방법을 유튜브 동영상으로 볼 수 있습니다.

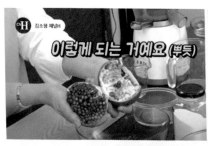

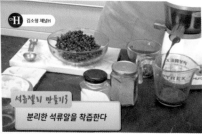

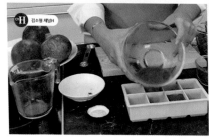

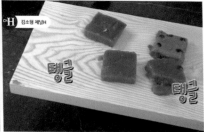

Cooking Tip

석류는 남성에게도 좋다 | 갱년기에 좋은 과일이라고 알려진 석류는 여자뿐 아니라
남성에게도 이롭다. 남성의 성 기능을 높여주며 발기부전을 호전시키는 효능이 있다.
또 석류의 에스트로겐은 탈모 예방에 도움을 주어 남성 탈모에도 효과적이다.

비타민 D 충전 '달걀노른자장'

—— ⫷⫸ ——

비타민 D가 부족하면 골다공증부터 심혈관 질환, 비만에 치매까지 온갖 병이 따라붙을 수 있다. 비타민의 보고 '노른자장'을 하루 2개 먹으면 신체 면역 체계를 최상으로 유지해주는 비타민 D를 완충해준다. 짭조름 고소한 노른자장을 갓 지은 밥 위에 얹어 쓱쓱 비벼 먹으면 없던 입맛도 돌아온다.

재료   달걀노른자 4개분 | 진간장 700㎖ | 맛술 1큰술 | 청주 1큰술 |
설탕 1큰술 | 물 200㎖ | 가쓰오부시(혹은 볶은 멸치) 적당량

How to   1. 냄비에 물, 진간장, 맛술, 청주, 설탕을 넣고 센 불로 끓인다.

        2. 거품이 보글보글 올라오면 불을 끈다.

        3. 가쓰오부시나 볶은 멸치를 넣어 10분 정도 우려 향을 낸다.

        4. 걸러낸 ①의 맛간장을 한 김 식힌다.

        5. 분리한 달걀노른자를 용기에 넣고 맛간장을 부어 뚜껑을 닫아 냉장고에서 6시간 정도 숙성한다.

유튜브
따라잡기

스마트폰 카메라 또는 QR코드 앱으로 인식하면
만드는 방법을 유튜브 동영상으로 볼 수 있습니다.

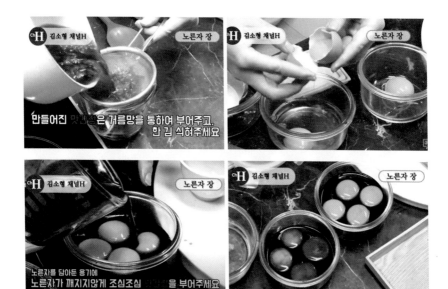

--- Cooking Tip ---

달걀노른자는 콜레스테롤의 주범일까? | 콜레스테롤 걱정에 달걀을 입에 대지 않는
이들이 많다. 하지만 노른자에는 콜레스테롤 외에도 콜레스테롤의 체내 흡수를 억제
하는 레시틴이 함유돼 있으며 단백질, 철분, 비타민, 불포화지방산 등 우리 몸에 유익
한 여러 가지 성분을 두루 품고 있어 하루 1~2개 정도 섭취하는 것은 문제가 되지 않
는다.

중풍을 예방하는 '마가목주'

찬 바람 휘몰아치는 산꼭대기에서도 끈질긴 생명력을 뽐내는 마가목은 중 풍을 고치는 약재로 유명하다. 열매부터 껍질까지 버릴 것 하나 없는 마가 목으로 담금주를 담가 마시면 중풍과 위장병, 관절염과 고혈압 등을 예방 할 수 있다.

재료　　마가목(줄기나 열매) 적당량 | 35도 증류주 적당량

How to　1. 마가목 줄기나 열매와 35도 증류주의 비율을 1:3~4로 맞춘다.

　　　　2. 약효가 잘 우러나도록 반년에서 1년 정도 어둡고 서늘한 곳에 두어 발효시킨다.

　　　　3. 완성된 마가목주를 소주잔으로 1잔 정도씩 음용한다.

▶ YouTube

유튜브
따라잡기

스마트폰 카메라 또는 QR코드 앱으로 인식하면
만드는 방법을 유튜브 동영상으로 볼 수 있습니다.

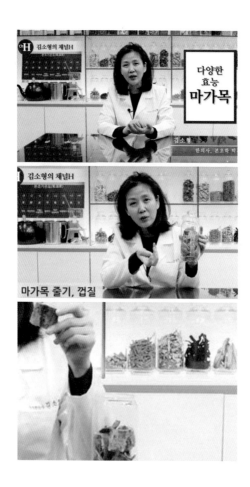

부인과의 성약 '팔진당귀고'

생리통이 심한 10대부터 갱년기 장애로 힘든 50대, 폐경 후 하복부가 약해진 60대까지 여성 처방 열의 아홉에 당귀가 들어간다. 혈을 보충하고 순환시키는 당귀의 효능을 극대화하는 일곱 가지 본초를 배합해 만든 부인과의 명약. 감초와 대추가 은은한 단맛을 내 꿀을 넣지 않아도 맛있다.

재료 당귀 20g | 천궁 20g | 숙지황 20g | 백작약 1조각 | 쑥 10g | 익모초 10g | 감초 1조각 | 대추 2알 | 물 1L

How to 1. 물 1L에 당귀와 대추를 제외한 일곱 가지 약재를 넣고 약한 불에서 은근히 끓인다.

2. 끓인 약재를 체에 걸러 진액을 뽑아낸다.

3. 당귀, 대추, 진액을 섞어 약한 불에서 3시간 정도 푹 끓인다.

4. 진액과 끓인 당귀, 대추를 믹서로 간다.

5. 잘 갈아 만든 당귀고를 열탕 소독한 유리병에 담는다.

▶ YouTube

유튜브
따라잡기

스마트폰 카메라 또는 QR코드 앱으로 인식하면
만드는 방법을 유튜브 동영상으로 볼 수 있습니다.

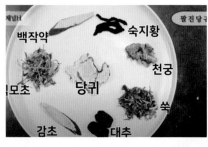

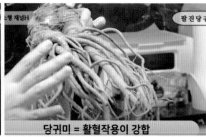

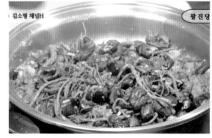

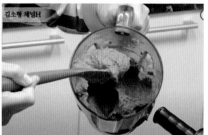

───────────── Cooking Tip ─────────────

좋은 당귀 고르는 법 | 당귀를 고를 때는 전체적으로 크고 잔뿌리가 없는 것이 좋다.
또 뿌리를 잘랐을 때 속살이 무늬 없이 희고 찐득한 것일수록 좋다.

불면증 잡는 '복령고'

잠이 곧 보약이다. 불면증에서 벗어나고 싶다면 마음을 안정시키고 신체 순환을 원활하게 해서 불면증을 치료하고 잠이 잘 오는 약초를 고아 만든 잠 보약, 복령고에 주목하자.

재료   생지황 800g | 복령(생복령) 240g | 복령가루 60g | 영지버섯(절편) 4개 |
대추 30알 | 물 00ml

How to   1. 대추는 살과 씨를 분리해서 대추 살에 물을 넣고 불린다.

2. 대추 불린 물에 영지버섯, 대추씨를 넣고 끓여 달임물을 만든다.

3. 체에 밭쳐 달임물을 받는다.

4. 생지황을 착즙한다.

Tip 생지황즙은 오래 두면 산화되어 변색하므로 빨리 작업한다.

5. 생지황즙에 복령가루, 대추, 달임물을 넣고 끓여 푹 고아준다.

Tip 전기냄비나 슬로 쿠커도 좋고 압력솥에서 약한 불로 고아도 좋다.

6. 믹서에 잘 간 복령고를 열탕 소독한 유리 용기에 담는다.

7. 한 스푼씩 떠 먹거나 차로 마셔도 좋다.

▶ YouTube

유튜브
따라잡기

스마트폰 카메라 또는 QR코드 앱으로 인식하면
만드는 방법을 유튜브 동영상으로 볼 수 있습니다.

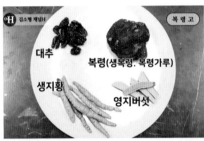

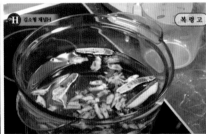

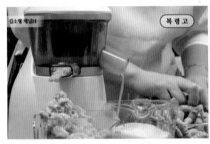

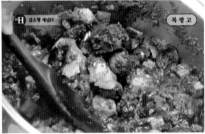

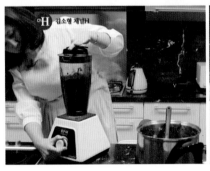

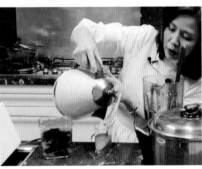

건강한 다이어트식 '매크로바이오틱수프'

귀리와 현미는 백미보다 탄수화물이 적고 단백질과 식이 섬유가 풍부해 영양의 밸런스를 맞춰주는 슈퍼 곡물이다. 귀리현미수프에 과채 소스를 갈아 얹으면 더할 나위 없이 건강한 다이어트식이 완성된다.

재료   귀리+현미(4:1) 1컵 | 검은콩 1/2컵 | 당근 1/4개 | 사과 1/2개 | 시금치 1/2줌 | 비트 뿌리 1/2개 | 귤껍질 1개 | 브로콜리 1/2개 | 셀러리 1대 | 케일 3장 | 대추 2알 | 소금 약간 | 물

How to

1. 귀리와 현미를 씻어 밥을 짓는다.

2. 냄비에 깨끗이 씻은 검은콩을 담고 콩이 잠길 만큼 물을 부은 후 소금을 넣어 센 불에서 끓인다.

3. ②가 팔팔 끓은 후 3분 정도 지나면 불을 끄고 뚜껑을 덮어 5분 정도 뜸을 들인다.

4. ①의 귀리현미밥에 검은콩 삶은 물을 붓고 약한 불에서 밥이 퍼질 때까지 죽처럼 푹 끓인다.

5. 삶은 검은콩, 당근, 사과, 시금치, 비트 뿌리, 귤껍질, 브로콜리, 셀러리, 케일, 대추를 믹서에 갈아 과채 소스를 만든다.

6. 귀리현미죽과 과채 소스를 섞는다.

유튜브
따라잡기

스마트폰 카메라 또는 QR코드 앱으로 인식하면
만드는 방법을 유튜브 동영상으로 볼 수 있습니다.

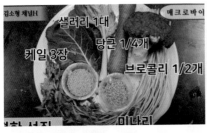

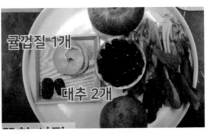

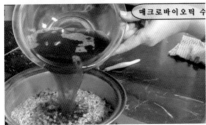

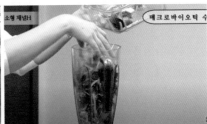

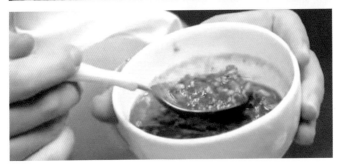

───────────── Cooking Tip ─────────────

매크로바이오틱이란? | 매크로바이오틱은 식물의 특성과 영양 성분을 잘 파악해 모
든 영양소를 균형 있게 섭취하는 방법이다. 어떤 음식이든 뿌리부터 잎, 줄기와 껍질
까지 가급적 버리는 부분 없이 전체를 고루 먹어야 본연의 영양 성분을 오롯이 섭취
할 수 있다.

유산균 폭탄 '양배추절임'

발효한 양배추는 생으로 먹거나 조리해서 섭취하는 양배추보다 건강에 이로운 영양분이 훨씬 더 많다. 양배추는 발효 과정에서 유익균이 늘어나 장내 환경을 개선해 변비나 과민성 설사 완화에 도움을 줄 뿐만 아니라 항암 물질까지 만들어낸다. 이왕이면 강력한 항산화 성분인 안토시아닌을 품은 적양배추와 함께 절여두고 아삭하게 즐겨보자.

재료 양배추 1통 | 적양배추 1통 | 소금 양배추 총량(g)의 2%(g) | 청양고추 약간

How to 1. 양배추는 겉껍질을 3~4개 정도 떼어내고 한 겹을 더 떼서 씻어놓는다.

2. ①을 반으로 잘라 심을 제거한 후 1.2cm 정도로 굵게 채 썬다.

3. ②를 물에 담가 충분히 씻은 후 물기를 잘 말린다.

4. 소금을 양배추 무게의 2%로 계량해 양배추와 섞은 후 양배추의 숨이 죽고 물이 나올 때까지 골고루 문지른다.

5. 풍부한 맛을 추가하고 싶다면 월계수 잎이나 통후추, 큼지막하게 썬 청양고추 등을 넣으면 된다.

6. 열탕 소독한 유리병에 소금에 절인 양배추를 푹 잠기도록 꾹꾹 눌러 담는다.

7. 일주일 정도 실온에 두었다가 냉장고에 보관한다.

유튜브
따라잡기

스마트폰 카메라 또는 QR코드 앱으로 인식하면
만드는 방법을 유튜브 동영상으로 볼 수 있습니다.

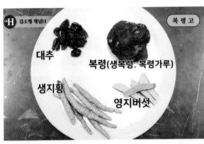

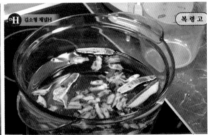

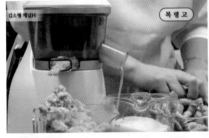

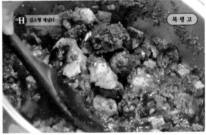

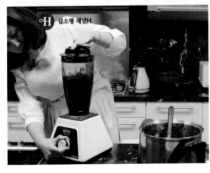

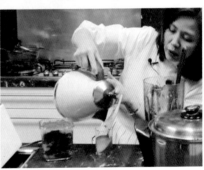

유산균 폭탄 '양배추절임'

발효한 양배추는 생으로 먹거나 조리해서 섭취하는 양배추보다 건강에 이로운 영양분이 훨씬 더 많다. 양배추는 발효 과정에서 유익균이 늘어나 장내 환경을 개선해 변비나 과민성 설사 완화에 도움을 줄 뿐만 아니라 항암 물질까지 만들어낸다. 이왕이면 강력한 항산화 성분인 안토시아닌을 품은 적양배추와 함께 절여두고 아삭하게 즐겨보자.

재료   양배추 1통 | 적양배추 1통 | 소금 양배추 총량(g)의 2%(g) | 청양고추 약간

How to   1. 양배추는 겉껍질을 3~4개 정도 떼어내고 한 겹을 더 떼서 씻어놓는다.

2. ①을 반으로 잘라 심을 제거한 후 1.2cm 정도로 굵게 채 썬다.

3. ②를 물에 담가 충분히 씻은 후 물기를 잘 말린다.

4. 소금을 양배추 무게의 2%로 계량해 양배추와 섞은 후 양배추의 숨이 죽고 물이 나올 때까지 골고루 문지른다.

5. 풍부한 맛을 추가하고 싶다면 월계수 잎이나 통후추, 큼지막하게 썬 청양고추 등을 넣으면 된다.

6. 열탕 소독한 유리병에 소금에 절인 양배추를 푹 잠기도록 꾹꾹 눌러 담는다.

7. 일주일 정도 실온에 두었다가 냉장고에 보관한다.

8. 따로 보관한 양배추 한 장을 병보다 조금 더 큰 크기로 잘라 덮개처럼 덮고, 그 위에 소독한 작은 컵 등을 얹어 양배추가 공기에 닿지 않고 물에 잠길 수 있게 한 후 병마개를 닫아 밀봉한다.

9. 직사광선이 비치지 않고 공기가 잘 통하는 서늘한 곳에서 일주일 정도 발효시킨다. 매일 상태를 확인하며 양배추가 공기에 닿지 않게 수시로 꾹꾹 누른다.

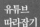 YouTube

유튜브
따라잡기

스마트폰 카메라 또는 QR코드 앱으로 인식하면 만드는 방법을 유튜브 동영상으로 볼 수 있습니다.

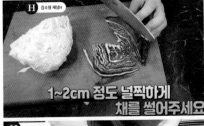

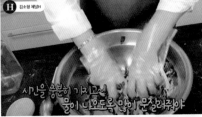

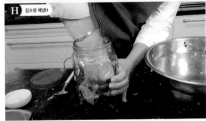

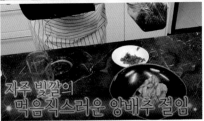

─────────── **Cooking Tip** ───────────

양배추와 소금을 주물러주는 이유는? | 소금과 양배추를 주물러주면 유산균의 먹이가 되는 당류를 만들어주고, 삼투압으로 빠진 양배추의 수분이 양배추를 썩지 않게 하는 천연 보존제 역할을 한다. 이 때문에 시간을 충분히 가지고 물이 나오게 많이 문질러줘야 상하지 않고 발효가 잘된다.

천연 감기약 '콩나물식혜'

━━━━━━━━━━━━━━ ꜱꜱꜱ ━━━━━━━━━━━━━━

물 한 방울 넣지 않고 기침 감기 완화에 좋은 본초의 진액만 담은 천연 감기
약으로 냉장실에 넣어두고 아침저녁으로 1잔씩 데워 마시면 잔기침이 싹 달
아난다. 맛도 은은하고 단맛이 좋아 남녀노소의 입맛에 맞는 건강 식혜다.

재료 콩나물 2봉(600g) | 무 1/4개 | 배 1개 | 도라지 2뿌리 | 맥문동 1줌 | 대추
2알 | 생강 1쪽 | 조청(물엿) 5큰술

How to 1. 콩나물은 비린내를 없애기 위해 머리는 떼고 줄기만 준비한다.

2. 껍질에 영양 성분이 집중된 무, 배, 도라지는 깨끗이 씻어 껍질째 준
비한다.

3. 무는 1cm 두께로 나박 썰기 하고, 배는 씨를 제거한 후 얇게 썬다.
도라지는 적당한 두께로 자르고, 생강은 편 썰고, 대추는 과육이 잘
우러나오게 칼집 낸다.

4. 맥문동은 따로 면포 주머니에 담는다.

5. 전기밥솥에 채반을 넣고 콩나물 절반을 올려 고루 깐다.

6. 콩나물 위에 무, 배, 도라지, 대추, 생강, ④를 고루 얹는다.

7. 조청을 둘러 뿌린 후 12시간 밥솥에서 보온한다.

8. 채반을 빼고 진액을 열탕 소독한 유리병에 담는다.

YouTube

**유튜브
따라잡기**

스마트폰 카메라 또는 QR코드 앱으로 인식하면
만드는 방법을 유튜브 동영상으로 볼 수 있습니다.

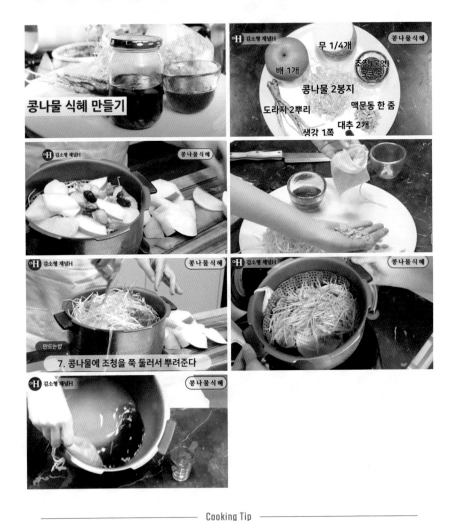

콩나물 식혜 만들기

무 1/4개
배 1개
조청(무엿)
5큰술
콩나물 2봉지
도라지 2뿌리
맥문동 한 줌
생강 1쪽
대추 2개
콩나물식혜

7. 콩나물에 조청을 쭉 둘러서 뿌려준다

───── Cooking Tip ─────

효과적인 콩나물식혜 음용 방법 | 면포에서 맥문동을 꺼내 콩나물식혜에 담가두었다
가 같이 먹으면 마른기침 완화에 더욱 좋다.

63

부기 빼주는 '아이돌라테'

팥에 함유된 사포닌은 이뇨 작용을 하며 피부염과 기미 제거에 도움을 주고, 칼륨은 혈압을 낮추고 나트륨을 배출해 부기를 빼는 데 효과가 있다. 단, 팥물을 과하게 마시면 변비 등의 부작용이 생길 수 있다.

재료   말차 1큰술 | 팥가루 2큰술 | 설탕 1/2큰술 | 구연산 1/4큰술 | 물 500ml

How to   1. 셰이커에 물을 붓고 말차, 구연산, 설탕, 팥가루를 넣고 흔든다.

유튜브
따라잡기

스마트폰 카메라 또는 QR코드 앱으로 인식하면
만드는 방법을 유튜브 동영상으로 볼 수 있습니다.

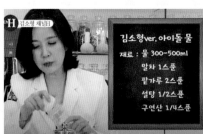

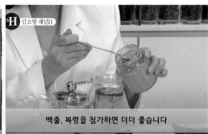

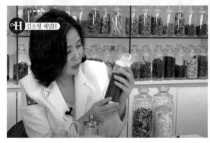

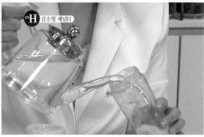

──────── **Cooking Tip** ────────

아이돌라테 음용 시 주의 사항 | 아이돌라테는 만성 부종이나 질병으로 인한 부종에
는 크게 효과가 없다. 또 녹차 원료에는 카페인이 함유돼 있어 과다하게 마시면 오히
려 수분 부족과 혈당 과다를 일으킬 수 있어 하루에 3잔 이상 마시지 않는 것이 좋다.

면역력을 높이는 '인삼셰이크'

원기 보강에 으뜸인 인삼을 우유와 함께 갈아보자. 1잔만 먹어도 든든한 에
너지 드링크가 된다. 인삼 특유의 쓴맛을 우유와 꿀이 부드럽게 잡아줘 아
침 한 끼 식사로도 손색없다.

재료   수삼 1뿌리 | 우유 200~400ml | 꿀 적당량

How to   1. 인삼은 칫솔이나 부드러운 솔로 흐르는 물에서 10분 정도 씻어 흙
            을 제거한다.

           2. 인삼, 우유, 꿀을 함께 넣고 믹서로 간다.

▶ YouTube

유튜브
따라잡기

스마트폰 카메라 또는 QR코드 앱으로 인식하면
만드는 방법을 유튜브 동영상으로 볼 수 있습니다.

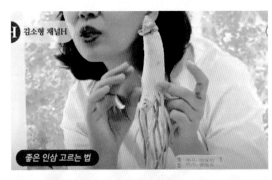

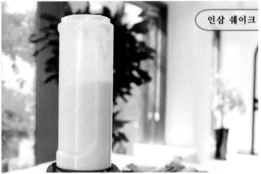

Cooking Tip

좋은 수삼이란? | 1. 몸통에 상처나 흠집이 없고 뇌두(머리)가 충실한 것

2. 뇌두와 주근(몸통), 지근(다리)이 균형을 이루고, 잔뿌리가 생생한 것

3. 껍질에 얼룩과 주름이 없고, 병충해를 입지 않아 깨끗한 것

감기 예방 칵테일 '본초뱅쇼'

— ⅩⅩ —

우리 땅에서 나는 따뜻한 기운의 과채로 끓인 토종 뱅쇼.
한 모금만 마셔도 온몸이 뜨끈해진다.

재료   레드 와인 1병 | 배 1개 | 귤 2개 | 모과 1/2개 | 계피 4~5쪽 | 생강 1쪽 |
대추 3알 정도 | 꿀 적당량

How to   1. 귤, 모과, 배, 대추, 생강은 베이킹소다로 깨끗이 씻어 준비한다.

2. 씨를 뺀 모과, 꼭지를 제거한 귤, 씨와 꼭지를 제거한 배를 두툼하게
썬다.

3. 생강은 찬 성질이 있는 껍질을 벗겨 편 썬다. 대추는 과육이 잘 우
러나도록 칼집을 낸다.

4. 냄비에 와인을 붓고 썰어놓은 과일과 생강, 계피를 와인에 잠기도
록 넣는다.

5. 약한 불에서 30분 정도 끓여 알코올을 날린다.

6. 데운 후 먹기 직전에 꿀을 넣는다.

**유튜브
따라잡기**

스마트폰 카메라 또는 QR코드 앱으로 인식하면
만드는 방법을 유튜브 동영상으로 볼 수 있습니다.

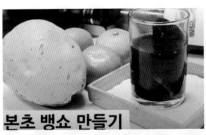

본초 뱅쇼 만들기

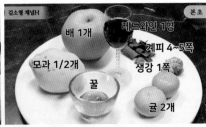

김소영 채널H · 본초

배 1개 · 레드와인 1병
모과 1/2개 · 계피 4~5쪽
꿀 · 생강 1쪽
귤 2개

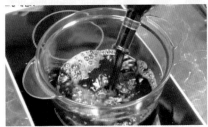

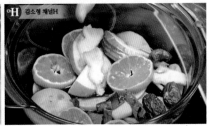

H 김소영 채널H

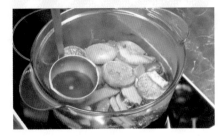

─────────── Cooking Tip ───────────

대추씨에 정말 독이 있을까? | 산조인이라 불리는 대추씨는 신경을 안정시키는 효능
이 있어 약재로도 쓰이므로 걱정하지 말고 넣어도 된다. 반면 모과씨에는 중독 증상
을 일으킬 수 있는 성분이 있으므로 반드시 빼야 한다.

혈관 청소에 좋은 '해독주스'

몸속 혈관은 70%가 막힐 때까지 증상이 없다가 한순간에 뻥 터지고 만다.
참외와 케일, 레몬과 마늘까지 혈관 건강에 좋은 식재료를 한데 모아 착즙
한 해독주스로 녹슨 수도관처럼 노후된 혈관을 말끔히 청소하자.

재료   참외 1개 | 케일 5장 | 레몬(작은 것) 4개 | 마늘 2개

How to   1. 참외와 케일은 흐르는 물에 씻는다.

2. 레몬과 마늘은 껍질을 까서 준비한다.

3. 모든 재료를 적당한 크기로 썰어 착즙한다.

YouTube

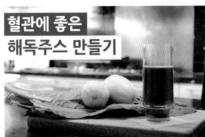
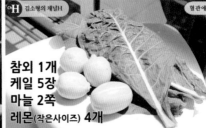

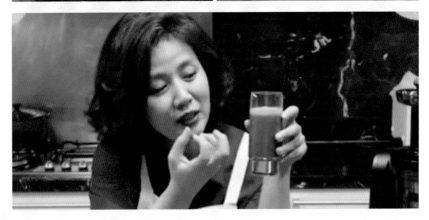

유튜브
따라잡기

스마트폰 카메라 또는 QR코드 앱으로 인식하면
만드는 방법을 유튜브 동영상으로 볼 수 있습니다.

혈관에 좋은
해독주스 만들기

김소형의 채널H

참외 1개
케일 5장
마늘 2쪽
레몬(작은사이즈) 4개

─── **Cooking Tip** ───

해독주스 음용법 | 레몬과 생마늘은 위를 자극할 수 있고, 케일과 참외는 성질이 차가
워 공복에 마실 경우 설사나 복통을 유발할 수 있다. 1일 3회 식후 50㎖ 정도 마시길
권장한다. 50㎖가 부담스럽다면 더 적은 양으로 시작해 조금씩 늘려가는 것이 좋다.

왕이 즐겼던 기침 보양식 '사즙고'

─────────── ⋙ ───────────

어든까지 장수한 조선 시대 영조와 숙종이 즐겨 마신 감기 보양식.
폐의 열을 내리고 목 통증과 기침을 잠재우는 네 가지 본초를 넣은 처방으
로 목이 따갑거나 기침이 심할 때 수시로 마시면 좋다.

재료 배즙 200ml | 무즙 200ml | 연근즙 200ml | 박하물 200ml(박하 5g) | 조청 100ml

How to 1. 배, 무, 연근은 썰어 각각 믹서에 넣고 갈아 즙으로 만든다.

2. 박하는 따뜻한 물에 10분 정도 우린다.

3. 냄비에 조청을 붓고 약한 불로 끓이다 배즙, 연근즙, 무즙 순으로 넣고 저어가며 졸인다.

4. 완성되기 10분 전쯤 ②의 박하 우린 물을 넣고 살짝 끓인다.

5. 열탕 소독한 유리 용기에 넣는다.

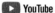

유튜브
따라잡기

스마트폰 카메라 또는 QR코드 앱으로 인식하면
만드는 방법을 유튜브 동영상으로 볼 수 있습니다.

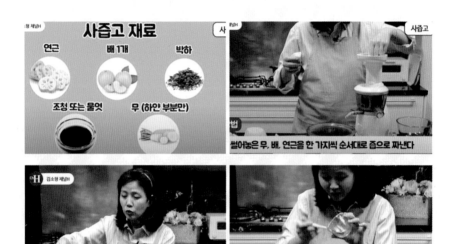

Cooking Tip

 본초를 한꺼번에 넣고 끓이면 안 될까? | 가열 시간이 길어도 향과 성분이 변하지 않
는 순서대로 넣고 끓어야 한다. 특히 박하는 오래 끓이면 향과 성분이 모두 날아가기
때문에 마지막에 넣어야 한다.

위장에 좋은 '양배추감자스무디'

―――――― ‶‶ ――――――

위장 건강에 이로운 두 가지 식재료, 세계 3대 장수 식품 중 하나인 양배추
와 땅속의 사과라 불릴 만큼 비타민이 풍부한 감자가 제대로 뭉쳤다.
요구르트의 산뜻한 맛까지 보태져 매일 아침 공복에 마셔도 좋다.

재료   양배추 1/5개 | 감자 1개 | 요구르트 1개(80ml)

How to   1. 감자는 껍질째 깨끗이 씻어 1cm 두께로 자른다.

2. 감자와 양배추는 살짝 찐다.

3. 감자, 양배추, 요구르트를 믹서에 넣고 간다.

YouTube

유튜브
따라잡기

스마트폰 카메라 또는 QR코드 앱으로 인식하면
만드는 방법을 유튜브 동영상으로 볼 수 있습니다.

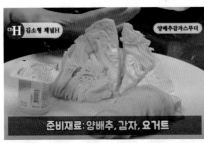

준비재료: 양배추, 감자, 요거트

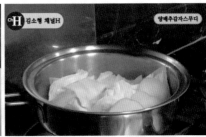

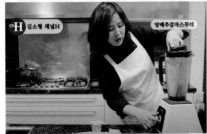

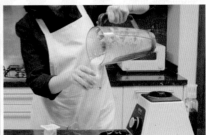

───── **Cooking Tip** ─────

양배추를 익히는 이유는? | 위장이 약한 사람은 양배추와 감자를 익히는 것이 좋다.
다만 양배추 속 위벽의 손상을 회복시키는 역할을 하는 비타민 U는 열에 약하므로 암
예방이나 항암 효과를 위해 마시는 사람은 생으로 섭취하는 것이 좋다.

아침 식사 대용 '단백질 스무디'

✻✻✻

아침 공복에 먹기 딱 좋은 단백질 세이크.
식물성 단백질이 풍부하고 속을 더부룩하게 만들지 않아 아침에 섭취하기
좋은 두부와 포만감을 주는 동물성 단백질 요구르트를 섞어 먹으면 체내
단백질 합성 효율도 쑥쑥 높아진다.

재료 연두부 1모(80~120g) | 무설탕 요구르트 200㎖ | 아보카도 1/2개 | 블루베리 100g | 올리고당 적당량

How to 1. 아보카도는 껍질을 벗겨 적당한 크기로 자른다.

2. 연두부, 요구르트, 아보카도, 블루베리를 믹서에 넣고 간다.

3. 올리고당이나 꿀을 넣어 단맛을 가미하거나 토핑으로 견과류를 얹어도 좋다.

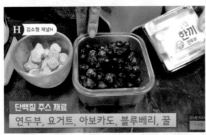

H 김소형 채널H

단백질 주스 재료
연두부, 요거트, 아보카도, 블루베리, 꿀

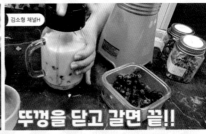

김소형 채널H

뚜껑을 닫고 갈면 끝!!

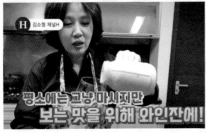

H 김소형 채널H

평소에는 그냥 마시지만
보는 맛을 위해 와인잔에!

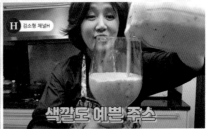

H 김소형 채널H

색깔도 예쁜 주스

▶ YouTube

유튜브
따라잡기

스마트폰 카메라 또는 QR코드 앱으로 인식하면
만드는 방법을 유튜브 동영상으로 볼 수 있습니다.

─────── Cooking Tip ───────

아침에 단백질을 섭취해야 하는 이유는? | 하루 세 끼 중 단백질을 섭취하기 가장 좋은
것은 아침 식사다. 아침은 우리 몸 구석구석을 깨우고 지방과 단백질을 포도당으로
바꿔 활기차게 하루를 시작할 수 있게 하는 코르티솔 호르몬이 가장 많이 분비되는
시간이기 때문이다. 이때 탄수화물 위주로 식사를 하면 혈당 수치가 급격하게 올라갈
수 있다. 반면 단백질은 탄수화물이나 지방에 비해 소화 시간이 느리고 포만감이 오
래가며 지방 전환 속도가 느려 같은 칼로리를 섭취하더라도 살로 덜 축적되며 기초대
사량을 높여 아침에 부담 없이 먹기 좋은 영양소다.

노화를 방지하는 음식
먹어야 할 음식 vs 피해야 할 음식

우리 몸을 구성하고 움직이게 만들며 정신 건강에도 영향을 미치는 음식은 삶의 질과 건강을 결정하는 핵심 요소다. 물론 그렇다 해도 음식을 통해 자연의 섭리인 노화를 피할 수는 없다. 하지만 적어도 속도는 늦출 수 있다. 몸에 이로운 음식은 꾸준히 섭취하고 노화를 앞당기는 음식은 삼가면 훨씬 더 젊고 건강하게 나이 들 수 있다.

주목해야 할 노화 방지 음식

챙겨 먹어야 할 첫 번째 식품은 다름 아닌 토마토다. 실제로 건강하게 장수하는 나라 중 하나인 이탈리아에서는 매끼 식탁에 토

마토가 오를 만큼 토마토의 소비량이 많다. 생체 나이와 노화를 늦추려면 노화를 유발하고 DNA를 손상시키는 물질인 활성산소를 없애주는 항산화 물질이 풍부한 식품을 먹는 것이 무엇보다 중요하다. 바로 토마토에 활성산소를 억제하고 동맥의 노화 진행을 늦추는 효과가 있는 리코펜이란 강력한 항산화 성분이 들어 있다. 리코펜은 토마토의 붉은빛을 띠게 하므로 아주 잘 익은 빨간 토마토를 섭취하는 것이 좋다. 또 리코펜 성분은 열에 강하고 기름에 용해되기 쉬운 성질이 있어서 기름에 볶거나 구운 토마토를 먹으면 혈중 리코펜 농도가 2~3배로 치솟을 만큼 효과가 좋다. 다만 토마토는 산을 많이 함유해 위산이 과도하게 분비되는 이들의 경우엔 복통을 유발할 수 있으므로 공복 섭취는 피해야 한다.

레드 와인 역시 대표적인 노화 방지 식품이다. 프랑스인들은 육류와 지방 섭취율이 40%에 육박할 정도로 고지방 음식을 즐기면서도 심장병 발생률은 미국의 1/3에 불과할 만큼 심장 질환 발병률이 낮다. 세계보건기구의 연구에 따르면 프랑스인들이 유독 심장병에 덜 걸리는 이유는 바로 레드 와인을 즐겨 마시는 식습관 때문이었다. 이 역설적인 상황을 일컬어 '프렌치 패러독스'라고 한다. 레드 와인에는 알코올과 항산화제가 들어 있다. 와인

에 함유된 페놀 화합물, 레스베라트롤, 폴리페놀 등은 강력한 항산화 작용을 한다. 특히 레스베라트롤은 포도가 곰팡이로부터 자신을 보호하기 위해 생성하는 물질로 세포의 손상과 노화를 막는 역할을 한다. 그리고 알코올은 간에서 분해되면서 NADH라는 물질을 만드는데, 이것이 한번 사용한 항산화제가 다시 기능을 할 수 있도록 회복을 도와 계속 몸에 좋은 작용을 할 수 있게 만든다. 물론 레드 와인이 비싸다고 해서 효능이 더 좋은 것은 아니다. 뭐든지 꾸준히 먹는 것이 건강에 이롭다.

〈타임〉지가 선정한 열 가지 노화 방지 식품 중 하나인 녹차 또한 노화를 예방하는 식품이다. 녹차에는 활성산소를 줄이는 대표적인 항산화 물질인 비타민 C보다 항암 및 항균 작용이 최대 100배 강력한 카테킨이 들어 있다. 녹차의 떫은맛을 내는 카테킨은 폴리페놀의 일종으로 비타민 C·E 등 다량의 항산화 비타민을 함유하고 있으며, 바람직하지 않은 세포 군집의 생산과 개시를 멈추거나 늦추며, 노화의 원인을 제거한다. 더불어 항염증 효능이 있어 위암이나 대장암, 전립샘암 등을 억제한다고도 알려져 있다. 카테킨은 찬물보다 미지근한 물에 우려야 항산화 성분이 활성화되는 만큼 녹차는 60~80℃의 미지근한 물에서 3분 정도

우리는 것이 좋다. 다만 녹차에는 카페인이 다량 함유돼 있어 카페인에 민감하거나 위장이 약한 사람, 임산부 등은 삼가는 것이 이롭다.

미국 국립암연구소에서 항암 효과가 좋은 식품으로 발표한 마늘도 항노화 작용이 탁월한 식품이다. 알싸하게 매운맛을 내는 알리신이란 성분이 세포의 노화를 막고 호르몬의 분비를 왕성하게 하기 때문이다. 특히 마늘은 혈중 콜레스테롤과 중성지방 수치를 낮추는 것은 물론 혈액순환 개선에도 효과적이라 혈압과 혈당을 안정시키는 데 도움을 준다. 알리신은 열을 가하면 손실되기 때문에 생으로 먹는 것이 이로우나 위장이 약한 사람은 복통을 일으킬 수 있어 익혀 먹어야 한다. 마늘을 익혀 먹으면 알리신 성분을 제대로 섭취할 수는 없지만 다른 성분이 생성되면서 신진 대사를 원활하게 한다.

챙겨야 할 간식 vs 피해야 할 간식

꼭 먹어야 하는 간식은 생과일이다. 과일은 미량영양소와 각종 비타민이 풍부한 영양의 보고다. 하지만 과당을 비롯한 당류의 함량이 높아 자칫 혈당을 끌어올리는 주범이 되기도 한다. 하

지만 탄수화물의 단맛에 익숙해진 이들에게 무조건 먹지 말라고 금하는 것보다 좀 더 건강한 단맛을 내는 과일을 섭취할 것을 권한다. 물론 이때는 사과나 배처럼 과육이 단단한 과일과 식이 섬유가 풍부하고 혈당 지수가 낮은 베리류 등을 선택해야 한다. 또 과일을 먹을 땐 하루 섭취량을 정해두고 그 양만큼만 섭취하고, 가급적 유기농 무농약 과일을 사서 깨끗이 씻어 껍질째 먹는 것이 좋다. 당뇨가 없다면 사과나 배를 하루 반개에서 1개 정도 나눠 먹고, 딸기는 7~8개, 블루베리는 100g 정도면 충분하다. 후식으로 수북이 쌓아놓고 먹는 과일은 그야말로 탄수화물 폭탄이라는 사실을 잊어서는 안 된다.

근육량이 줄어드는 중년기에는 단백질 섭취가 필수인 만큼 삶은 콩 역시 좋은 간식이다. 하루에 47g의 콩 단백질을 먹으면 나쁜 콜레스테롤로 알려진 LDL 콜레스테롤 수치를 12.9%까지 떨어뜨릴 수 있다는 연구 결과가 발표되기도 했다. 병아리콩이나 강낭콩처럼 단백질이 풍부한 콩을 삶아 공복감이 느껴지거나 입이 심심할 때 먹는 것이 좋으며, 술안주로 즐겨 먹는 풋콩도 간식으로 이롭다. 특히 풋콩의 탄수화물은 몸 안에서 천천히 흡수되기 때문에 혈당 관리에도 좋으며, 여성호르몬과 비슷한 기능을

하는 이소플라본이 풍부해 갱년기 여성의 다이어트 식품으로도 좋다. 삶은 콩은 칼로리 또한 낮아 간식으로 배부르게 먹어도 부담이 적다.

삶은 달걀도 하루 1개씩 챙겨 먹으면 좋다. 달걀은 가장 간편하고 저렴하게 단백질을 섭취할 수 있는 완전식품이다. 그러나 콜레스테롤 수치가 높은 사람도 달걀을 먹을 수 있는지에 대한 논란이 일곤 하는데, 식품 속 콜레스테롤과 몸속 콜레스테롤은 엄연히 다르며 식품 속 콜레스테롤이 몸의 콜레스테롤 수치에 미치는 영향 또한 극히 제한적이다. 사실 콜레스테롤 걱정으로 달걀을 포기하는 것보다 정제당 식품이나 튀긴 음식, 육류 등 콜레스테롤 수치를 올릴 수 있는 다른 음식을 자제하는 게 더 현명하다. 삶은 달걀 1개당 6g 정도의 단백질을 얻을 수 있으며 소화 흡수 과정이 서서히 진행돼 혈당 관리에도 좋다.

단백질이 풍부할 뿐만 아니라 칼슘과 아연, 비타민 B군 등 다양한 영양소를 한 번에 섭취할 수 있는 요구르트도 중년에게 이로운 간식이다. 특히 도파민 등의 신경전달물질을 촉진하는 타이로신이라는 아미노산을 풍부하게 함유해 스트레스와 피로 해소에 도움이 된다. 요구르트는 우유보다 포만감이 커서 자연스럽게

다른 음식의 섭취량을 줄일 수 있으며, 우유를 먹으면 속이 부글거리는 유당불내증이 있는 이들도 무리 없이 먹을 수 있다는 장점이 있다. 요구르트는 유산균이 우유의 유당을 젖산으로 바꿔 유당의 양이 반 이상 줄어들고 발효 과정에서 생긴 효소가 유당을 분해해 유당불내증을 완화하는 효과가 있기 때문이다. 단, 요구르트를 고를 때는 무설탕 제품을 선택하는 것이 현명하다.

그렇다면 반대로 중년기에 피해야 할 위험한 간식에는 어떤 것들이 있을까? 바로 탄수화물 덩어리다. 국민건강영양조사에 따르면 10~40대는 탄수화물 섭취 비율이 그리 높지 않은 반면 50대 이상에서는 탄수화물 섭취가 급증하며 정제 탄수화물인 백미의 섭취량도 비슷한 패턴으로 증가했다. 중년기에 접어들면 성호르몬이나 성장호르몬의 분비가 줄어들기 때문에 탄수화물을 많이 먹으면 내장 지방으로 저장되기 쉽다.

더욱이 나이가 들면서 기초대사량이 떨어져 탄수화물을 조금만 많이 섭취해도 지방으로 저장되고 만다. 그렇다고 밥을 먹지 말란 것은 아니다. 도정하지 않은 통곡물 위주로 식사를 하면 된다. 문제는 간식이다. 식사를 할 때 잡곡밥에 나물무침, 청국장 등 건강식으로 챙겨 먹는다 해도 간식으로 많은 양의 탄수화물을

섭취한다면 아무 소용이 없다. 이 때문에 평소 우리가 건강 간식으로 먹고 있지만 의외로 탄수화물 덩어리인 간식의 섭취를 줄여야 한다.

탄수화물 폭탄 간식, 첫 번째는 말린 과일이다. 비타민 C와 칼륨을 포함한 중요한 비타민, 미네랄의 공급원인 과일은 건조하는 과정에서 수분이 손실돼 영양소의 농도가 더욱 높아진다. 하지만 동시에 탄수화물 함량도 높아진다. 가령 포도 1컵에는 탄수화물이 27g 정도 들어 있으나 건포도 1컵에는 탄수화물이 115g 정도가 들어있다. 약 4배 이상의 탄수화물을 먹게 되는 셈이다. 말린 바나나는 100g에 약 300kcal, 말린 망고는 100g에 330kcal로 밥 한 공기와 맞먹는 칼로리다. 따라서 말린 과일을 먹을 땐 미리 섭취량을 정해놓는 것이 좋다.

고구마는 식이 섬유가 풍부하고 혈당을 관리하는 이들에게 중요한 GI 지수가 55 정도로 낮으며 포만감도 커서 남녀노소에게 사랑받는 간식이다. 하지만 군고구마를 먹을 때도 주의가 필요하다. 군고구마 1~2개가 밥 1공기의 칼로리와 맞먹기 때문이다. 게다가 고구마를 구우면 혈당 지수도 높아져 혈당을 관리하는 이들에게 군고구마는 절대 피해야 하는 간식이다. 찐 고구마

역시 100g당 110kcal 정도라 안심하면 안 된다. 고구마를 먹고 싶을 때는 밥을 덜 먹는 게 좋다.

견과류나 콩 등 몸에 좋은 재료를 버무린 떡 역시 건강식으로 즐기는 이들이 많으나 이 역시 엄청난 고칼로리 음식이다. 가래 떡 한 줄이 보통 200g, 480kcal인 데다 꿀이나 조청을 찍어 먹으면 칼로리는 더욱 상승한다. 떡은 GI 지수도 80~100 정도로 아주 높은 편이다. 이 때문에 건강에 좋은 재료를 많이 버무린 떡이라 할지라도 기본 칼로리와 혈당 지수가 높기 때문에 체중이나 혈당 관리를 해야 하는 중년의 건강 간식으로 보기는 어렵다.

어릴 때부터 즐겨 먹던 다양한 양갱 또한 정제된 탄수화물인 설탕과 탄수화물 함량이 높은 팥 등으로 만들기 때문에 탄수화물과 당 섭취량을 집중적으로 끌어올릴 수 있어 주의가 필요한 간식이다.

오늘도 노화로 인한 각종 질병과 갱년기 호르몬 이상 등 달갑지 않은 손님과 맞서 싸우고 있는 중년의 친구들이여! 그 누구도 가는 세월을 막아설 재간은 없지만, 정통으로 맞는 세월을 피해 천천히 건강하게 나이 들고 싶다면 평소에 즐겨 먹는 음식부터 건강하게 바꿔보자.

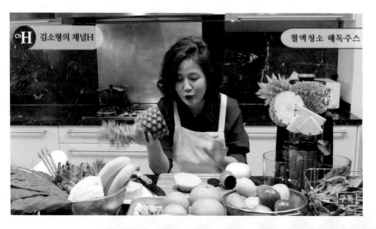

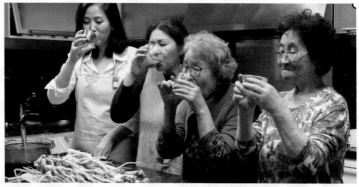

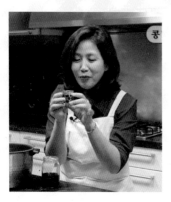

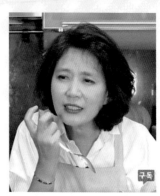

어른이 되어 꼭 알아야 할 건강 수업

몸을 갉아먹는 건강 10적과 건강 비책 10

당당하고 품격 있게 나이 들고픈 어른들을 위한

건강혁명

당당하고 품격 있게 나이 들고픈 어른들을 위한

건강혁명

"당신께 간직할 소중한 선물입니다."

To, 사랑하는 _____ 에게

From _____